Hystérie vaccinale

9, rue de l'École-Polytechnique – 75005 Paris
www.fauves-editions.fr
ISBN : 979-10-302-0484-1

Nicole et Gérard Delépine

Hystérie vaccinale

Gardasil et cancer : un paradoxe

Nouvelle édition revue et augmentée

FAUVES
ÉDITIONS

À nos enfants et petits-enfants, et tous les enfants
du monde, une information sur la vraie vie,
afin qu'ils se forgent leur propre opinion
et conservent leur libre arbitre.

Sommaire

Avertissement

En fin de « plandémie » Covid-19, devant l'ivresse du pouvoir de Big Pharma pour toujours plus de vaccins et la soumission quasi mondiale des politiques aux injections marchandes, il nous a semblé nécessaire de faire le point sur la vaccination contre les papillomavirus (Gardasil), que le président veut imposer à tous les collégiens dès septembre 2023, malgré l'inefficacité et les dangers de ce vaccin. D'où cette nouvelle édition mise à jour à la lumière des éléments nouveaux tant politiques que médicaux.

Protégez vos enfants.

Introduction

En 2004-2006, est apparue la promesse d'un vaccin contre les papillomavirus (Human Papillomavirus HPV), infection dont personne ne se souciait jusque-là. Ce virus a été brutalement sacré « la cause » du cancer du col de l'utérus, devenu « problème majeur de santé publique ». Pourtant, ce cancer est rare en France, facile à prévenir par le dépistage par frottis, de bon pronostic si pris assez tôt, le plus souvent curable.

Miracle du lobbying au plus haut niveau et du marketing basé sur la peur, dont chacun a fait son expérience lors de la folie Covid-19 (enfin démasquée), ce cancer est devenu la vedette actuelle de la nouvelle propagande en santé.

La récente annonce du président de la République[1], qui s'est déclaré « *ouvert à une obligation vaccinale* », impose de rappeler que la balance bénéfice-risque du vaccin Gardasil est défavorable, alerte que nous avions

1. Papillomavirus : vaccination généralisée à la rentrée 2023 pour les élèves de cinquième (Direction de l'information légale et administrative, 7 mars 2023).

donnée en 2018, après de nombreux autres[2]. Malheureusement, les pages qui vont suivre démontrent que depuis cinq ans, rien n'a changé : le Gardasil reste globalement inutile, parfois délétère par ses effets secondaires et néfaste sur le plan du cancer dont il augmente la fréquence (qui reste heureusement faible), mais toujours autant médiatisé comme miracle.

Quelques rappels sur les virus HPV, les vaccins et leur marché très lucratif

Il existe environ 200 souches différentes de HPV. La présence d'un peu moins d'une vingtaine d'entre elles (en particulier HPV 16 et HPV 18) est statistiquement liée à certains cancers (ce qui ne démontre pas de lien de causalité), raison pour laquelle elles ont été déclarées à haut risque (HR).
Le **Gardasil** et le **Cervarix** sont des vaccins associant des protéines de l'enveloppe de certains papillomavirus humains à des adjuvants afin d'apprendre à l'organisme à mieux combattre pour prévenir les infections que causent ces virus.

Selon l'Agence du médicament,

> « le vaccin Gardasil 9 reste celui à utiliser pour toute initiation de vaccination contre les papillomavirus,

2. « Gardasil : un médecin réunionnais à l'origine de l'alerte. Un vaccin couteux, dangereux et inutile » (francetvinfo.fr)

chez les filles et les garçons. Les vaccins Gardasil 9[3] et Cervarix ne sont pas interchangeables ; toute vaccination initiée avec l'un de ces vaccins doit être menée à son terme avec le même vaccin.[4] »

« Le vaccin protège uniquement contre les maladies provoquées par les types d'HPV ciblés par le vaccin. Par conséquent, les mesures de précaution appropriées vis-à-vis des maladies sexuellement transmissibles doivent continuer à être prises.

Le vaccin doit être utilisé uniquement en prévention et n'a pas d'effet sur les infections HPV en cours ni sur des maladies préexistantes dues aux HPV. Le vaccin n'a pas démontré d'effet thérapeutique. Le vaccin n'est donc pas indiqué pour le traitement du cancer du col de l'utérus, de la vulve, du vagin et de l'anus, des dysplasies de haut grade du col de l'utérus, de la vulve, du vagin et de l'anus ou des verrues génitales. **Il n'est pas non plus destiné à prévenir la progression d'autres lésions préexistantes associées aux HPV.**

Gardasil 9 ne prévient pas la survenue de lésions dues à un type d'HPV ciblé par le vaccin chez les sujets infectés par ce type d'HPV au moment de la vaccination.

La vaccination ne remplace pas le dépistage du cancer du col de l'utérus. Le dépistage en routine du cancer du col de l'utérus reste très important et doit se faire selon les recommandations locales. »

---

3. Liste I EU/1/15/1007/002 ; CIP 3400930056202 (Ser/0,5ml+2 aig).

4.Le nombre de souches virales ciblées par les vaccins est déterminé par les antigènes (protéines virales qu'ils contiennent) : 2 (16 et 18) pour le Cervarix, 9 (6 11, 16, 18, 31, 33, 45, 52 et 58) pour le Gardasil 9. La production des antigènes utilise la technologie des organismes génétiquement modifiés (OGM) : c'est un vaccin dit « recombinant ».

Merck est le fabricant du Gardasil[5], GlaxoSmithKline (GSK) celui de Cervarix. La commercialisation du Cervarix devait s'arrêter en 2023, mais, quelques jours après l'annonce, en mars 2023, d'une campagne de vaccination généralisée contre les HPV dans les collèges prévue en septembre, le laboratoire GlaxoSmithKline a indiqué qu'il maintenait la commercialisation du vaccin Cervarix.
Les principaux laboratoires impliqués dans la commercialisation du Gardasil et du Cervarix sont Sanofi, Merck (ou MSD) et GSK. Le Gardasil est commercialisé par la firme Merck aux États-Unis et en Europe par Sanofi Pasteur avec lequel Merck a formé une co-entreprise pendant près de dix ans.

Merck verse aussi des royalties sur les ventes de Gardasil à GSK, qui représenteraient 24 à 26 % du chiffre d'affaires des ventes du vaccin. Le marché des vaccins anti HPV est conséquent puisqu'il dépassait **les 2,7 milliards de dollars pour l'année 2016**, MSD s'adjugeant plus de 80 % du marché avec le Gardasil qui constitue sa troisième source de revenus en chiffre d'affaires. En 2018, un total de plus de 200 millions de doses de Gardasil avaient été vendues pour une

5. Substance active (DCI) : protéine L1 recombinante adsorbée du virus humain Papillomavirus HPV type 18 ((levure/saccharomyces cerevisiae canade 3c 5 souche 1895)).
Le Gardasil 9 a obtenu son AMM en 2017, sans amélioration du service médical rendu : la Commission considère que Gardasil 9 n'apporte pas d'amélioration du service médical rendu (ASMR V) par rapport à Gardasil dans la prévention des lésions ano-génitales précancéreuses et cancéreuses liées à certains HPV.

somme dépassant les 20 milliards de dollars. Depuis lors, chaque année les ventes « stagnent » autour de 1 à 2 milliards de dollars. En 2022, elles se sont élevées à 1,46 milliard de dollars.

Il semble pour le moins légitime de s'interroger sur l'intérêt, outre lucratif, de ce vaccin. Remplit-il les objectifs affichés par les marchands et leurs soutiens médicaux, pharmaceutiques, politiques et médiatiques ? Quels inconvénients présente-t-il afin de déterminer, comme pour tout médicament la balance bénéfices-risques ?

1.
La trop belle histoire du cancer du col et la genèse du Gardasil : *storytelling* pour une médecine marchande

« *Le cadeau de Dieu aux femmes*[6] »

« *Une erreur ne peut jamais devenir une vérité, même si vous la répétez. La vérité ne peut jamais être fausse, même si personne n'en entend jamais parler.* »

Mahatma Gandhi

L'histoire officielle du Gardasil (*storytelling…*)[7] est un conte merveilleux que l'on peut résumer ainsi : « *Les cancers du col de l'utérus, de la vulve, du vagin sont une cause majeure de décès et menacent toutes les femmes. Vous et vos enfants êtes de plus exposés aux cancers, de*

6. Ian Frazer "God's Gift to Women : Commentary The Human Papillomavirus Vaccine Immunity 25", 179–184, August 2006. Ce titre pourrait faire croire que Frazer se prend pour dieu : c'est lui l'inventeur du Gardasil.
7. L'art de raconter des histoires autour de son produit pour mieux le vendre. Voilà une définition possible du *storytelling*. Auteur de *La Fabrique de l'ennemi* (Vuibert), Georges Lewi donne des exemples inspirants pour les managers commerciaux.
www.actionco.fr/Thematique/process-vente-1216/Breves/exemples-storytelling-decryptes-249074.htm#XO2hjWoGivrz56i3.97

l'anus et ORL. Ces cancers sont dus à quelques souches de HPV ainsi que l'a montré Von Hauser récompensé pour cela d'un prix Nobel. GSK, Jian Zhou et Ian Frazer ont inventé des vaccins pour vaincre ces cancers. Les essais ont prouvé que les vaccins sont efficaces et bien tolérés. La vaccination va donc faire disparaître ces maux. Faites-vous vacciner et remerciez dieu, GSK et vos dirigeants. ».

Cette trop belle histoire, que nous diffusent plus ou moins insidieusement les médias, regorge de superlatifs et d'affirmations fort discutables, mais très rarement discutées. Il est en effet imprudent de s'opposer aux dogmes établis par le service de communication de GSK et/ou Sanofi, et répétées à l'infini par les « experts », les sociétés savantes, les revues médicales et grand public, les médias, internet, certaines associations de malades, le ministère et de nombreux présidents d'états officiellement démocratiques.

L'explication de cet appui unanime sera étudiée dans le chapitre consacré aux faisceaux d'intérêts qui relient ces personnes physiques et *morales* (qualificatif ici bien inapproprié !).

L'exemple récent de l'exclusion de Peter Goetsche[8] [9] de la Fondation Cochrane (qu'il avait portée aux sommets), parce qu'il avait osé protester (entre autres divergences du même ordre) contre une macroanalyse très partiale, biaisée et favorable au Gardasil [10] rappelle

8. Peter Gøtzsche est viré de la Cochrane le 16 septembre 2018.
9. https://nordic.cochrane.org/sites/nordic.cochrane.org/files/public/uploads/moral_crisis_in_cochrane.pdf
10. Lars Jørgensen, Peter C Gøtzsche, Tom Jefferson, the Cochrane HPV vaccine review was incomplete and ignored important evidence of bias BMJ Evidence-Based Medicine. https://pubmed.ncbi.nlm.nih.gov/30054374/

que, quelle que soit votre notoriété et vos qualités, c'est l'argent de Big Pharma et de Bill Gates [11] qui décide quelle vérité est bonne à dire. L'honnêteté n'est plus une vertu dans le monde nouveau. La récente épopée du Covid-19 ne peut que conforter ces affirmations et au centuple[12].

Les progrès de la science reposent sur l'existence du doute fertile

> « Commentant un Aristote tout nouvellement introduit dans le cursus universitaire, Thomas d'Aquin (1224/25-1274) insiste sur l'importance du doute[13]. S'il est déjà étonnant qu'un théologien prône cet état d'esprit, son argumentation utilitariste est inattendue : 1) le doute définit le débat et en fixe le but, 2) le doute prépare à celui des autres et, enfin 3) il est préférable de raisonner que d'accepter les yeux bandés l'argument d'autorité. »[14]

Espérons que l'expérience récente du Covid-19 ait rendu moins naifs nos concitoyens rodés aux mensonges contradictoires d'un jour à l'autre.

---

11. Via les paravents des sociétés savantes et organisations réputées à tort indépendantes comme l'OMS ou l' INSERM, l'UNICEF, l'ONU etc. Et que chacun d'entre nous n'imagine pas polluées par les subventions privées tant qu'on n'a pas été cherché les sponsors de nos organisations favorites.
12. Le scandaleux procès médiatique fait au Pr Raoult qui voulait soigner les patients est du même genre contre une sommité de la virologie mondiale.
13. « Ruedi Imbach un professeur médiéval : l'itinéraire de Thomas d'Aquin », *Pour la science* (30/11/1999).
14. https://www.pourlascience.fr/sr/edito/le-doute-fertile-3710.php

Que savons-nous des causes du cancer du col de l'utérus en 2023?

– Le lien de causalité directe entre virus HPV et cancer n'a jamais été établi avec certitude, comme l'attestent les 10 % à 47 % de cancers du col de l'utérus apparus sans infection à HPV[15];

– Il existe certes une relation statistique très forte entre le cancer invasif du col et la présence d'une infection à certaines souches de HPV, mais cette corrélation ne démontre en rien la causalité;

– Il n'a jamais été possible de reproduire chez l'animal un cancer avec un virus HPV, et de nombreux autres facteurs sont également connus pour être statistiquement liés à ce cancer, dont l'étiologie est multifactorielle, comme presque toujours en oncologie;

– Parmi les autres facteurs de risques connus de cancer du col utérin [16] [17] [18] figurent: l'âge précoce des premiers rapports sexuels[19], le nombre élevé de partenaires, les infections génitales à l'herpès et Chlamydia trachoma-

15. Dybikowska A, Licznerski P, Podhajska A. HPV detection in cervical cancer patients in northern Poland. Oncol Rep. 2002 Jul-Aug;9(4):871-4. PMID: 12066224.

16. Wegene Borena1Pre-vaccine era cervical human papillomavirus infection among screening population of women in west Austria Borena et al. BMC Public Health (2016) 16: 889

17. J. Eluf-Neto Human papillomavirus and invasive cervical cancer in Brazil: Br J. Cancer (I 994), 69, 114 119

18. Louise A. Brinton, Joseph F. Fraumeni Jr: Epidemiology of uterine cervical cancer journal of Chronic Diseases Volume 39, Issue 12, 1986, Pages 1051-1065

19. A Berrington de Gonzalez*Comparison of risk factors for squamous cell and adenocarcinomas of the cervix: a meta-analysis British Journal of Cancer (2004) 90, 1787 – 1791

tis[20] [21] [22], le tabagisme [23] [24] [25] [26], l'affaiblissement du système immunitaire, qu'il soit congénital, dû au Sida ou aux traitements immunosuppresseurs, le statut hormonal[27] et marital, la durée de contraception orale[28], le nombre de grossesses. Ainsi, les femmes ayant donné naissance à cinq enfants souffrent d'un risque de cancer du col près de 4 fois supérieur à celui des nullipares

---

20. Koskela P Chlamydia trachomatis infection as a risk factor for invasive cervical cancer. Int J Cancer. 2000 Jan 1 ; 85(1):35-9.
21. Paavonen J Chlamydia trachomatis and cancer Sexually Transmitted Infections 2001 ; 77:154-156.
22. Tarja Anttila Serotypes of Chlamydia trachomatis and Risk for Development of Cervical Squamous Cell Carcinoma JAMA, January 3, 2001—Vol 285, No. 1 47
23. Roura E Smoking as a major risk factor for cervical cancer and pre-cancer: results from the EPIC cohort.Int J Cancer. 2014 Jul 15; 135(2):453-66. doi: 10.1002/ijc.28666. Epub 2014 Jan 6.
24. Passive smoking and cervical cancer risk: a meta-analysis based on 3,230 cases and 2,982 controls.
25. Kjellberg L, Smoking, diet, pregnancy and oral contraceptive use as risk factors for cervical intra-epithelial neoplasia in relation to human papillomavirus infection. Br J Cancer. 2000 Apr; 82(7):1332-8.
26. International Collaboration of Epidemiological Studies of Cervical Cancer*Carcinoma of the cervix and tobacco smoking: reanalysis of individual data on 13,541 women with carcinoma of the cervix and
23,017 women without carcinoma of the cervix from 23 epidemiological studies Int. J. Cancer: 118, 1481–1495 (2006)
27. Roura The Influence of Hormonal Factors on the Risk of Developing Cervical Cancer and Pre-Cancer: Results from the EPIC Cohort. PLoS One. 2016 Jan 25; 11(1):e0147029. doi: 10.1371/journal.pone.0147029. 2016.
28. La Vecchia C, Boccia S Oral contraceptives, human papillomavirus and cervical cancer. Eur J Cancer Prev. 2014 Mar; 23(2):110-2.

ou primipares [29] [30] [31] (alors que le cancer du sein est d'autant plus fréquent que la femme a eu moins de grossesses).

La plupart de ces facteurs de risque connus sont statistiquement liés entre eux, et avec la fréquence des HPV, et les analyses multifactorielles réalisées pour attribuer à chaque facteur son importance propre portent sur trop peu de malades pour affirmer avec certitude un lien de causalité directe.
L'infection aux HPV pourrait ainsi n'être qu'un **marqueur d'activité sexuelle** qui prédispose depuis toujours au cancer du col. Ainsi que l'avait schématisé un de nos maîtres il y a près de 50 ans, « *le cancer du sein se rencontre particulièrement souvent chez les nonnes et le cancer du col chez les prostituées* ».

Ces interrogations sur la réalité du lien de causalité directe et exclusive entre virus et cancer ne sont pas que théoriques : si l'infection à HPV n'est qu'un marqueur de risque, et non la cause directe du cancer, son traitement n'a aucune chance de prévenir le cancer invasif. Certains avocats de la vaccination se sont d'ailleurs trahis en affirmant : « *la disparition du cancer du*

29. Brinton LA Parity as a risk factor for cervical cancer. Am J Epidemiol. 1989 Sep ; 130(3):486-96.
30. Muñoz NRole of parity and human papillomavirus in cervical cancer : the IARC multicentric case-control study. Lancet. 2002 Mar 30 ; 359(9312):1093-101
31. N Muñoz Role of parity and human papillomavirus in cervical cancer : the IARC multicentric case-control study, The Lancet 359, 9312, 1093-1101, 2002

col grâce à la vaccination démontrera le lien de causalité entre cancer et infection à HPV », reconnaissant ainsi que le lien n'était pas encore démontré. Dans leur prophétie, l'ajout d'un « peut-être » eût été plus prudent et honnête.

La discordance actuellement observée entre une diminution forte des infections aux HPV sous l'effet des vaccins, et l'augmentation forte de l'incidence des cancers invasifs chez les groupes d'âge les plus vaccinés (cf. *supra*) milite en effet contre un lien causal direct et montre, une nouvelle fois, que le processus de cancérogenèse est beaucoup plus complexe que supposé. Penser qu'éradiquer un virus associé au cancer du col va faire disparaître ce dernier relève plus de la foi que de la science.

L'état actuel de la science : la véritable histoire !

Le cancer du col de l'utérus est une cause mineure de décès chez les femmes (0,7 % de la mortalité par cancer en France). Ce cancer est statistiquement lié à de très nombreux facteurs dont l'activité sexuelle importante, l'immunodéficience dont celle liée au Sida, le tabagisme et les complications infectieuses sexuellement transmissibles dont l'herpès, le Chlamydia et plusieurs souches de HPV.

GSK et Ian Frazer ont inventé des vaccins dont l'injection a prouvé leur efficacité sur l'infection des souches de HPV incluses dans le vaccin, sur les condylomes génitaux, mais pas sur le cancer invasif. La tolérance de ces vaccins fait l'objet de débats ; des complications neurologiques graves et des décès sont régulièrement rapportés, dont certaines ont été imputées à la vaccination par la justice. En attendant des preuves scientifiques que la vaccination est susceptible de diminuer le risque de cancer, la balance avantages/risques n'est pas en faveur de ce vaccin. Évitez de vous vacciner tant que l'efficacité anti cancéreuse n'est pas démontrée dans le monde réel et blâmez les experts, GSK et vos dirigeants pour la désinformation qu'ils entretiennent.

Informez vos proches et vos élus, car la menace d'une obligation au bénéfice de Bigpharma et affidés pèse largement sur les enfants de ce pays, filles et garçons, malgré tous les éléments scientifiques développés ici.

2.
Analyse des résultats avérés contre le cancer du col utérin : la catastrophe annoncée d'un vaccin encore expérimental[32]

Mise à jour des faits avérés au 23 mars 2023

L'efficacité d'une mesure sanitaire doit être évaluée sur des critères objectifs et non pas sur l'opinion de ceux qui la prônent ou la mettent en œuvre. Pour juger une mesure anti cancer, il faut se fier aux registres des cancers et à l'évolution de l'incidence du cancer ciblé antérieurement et depuis la mise en œuvre de la mesure. Cette évaluation objective est le but de ce chapitre.

32. Aucun essai thérapeutique ni surveillance épidémiologique n'ont encore démontré l'efficacité supposée, diminution à terme et éradication du cancer du col utérin (comme l'annoncent trompeusement les grands médias au service de Big Pharma). https://www.agoravox.fr/actualites/sante/article/gardasil-nouvelles-salves-de-207464.

Entre 1989 et 2007, succès spectaculaire du dépistage par frottis du col utérin

Dans tous les pays qui ont pratiqué le dépistage régulier (tous les trois ans) par frottis cytologique, la période pré-vaccinale a été marquée par une diminution considérable du risque de cancer invasif du col[33].
En moins de 30 ans, entre 1989 et 2007, **le dépistage cytologique a permis de réduire de 30 % à 50 % l'incidence du cancer invasif du col de l'utérus** : de 13,5 à 9,4 en Grande-Bretagne[34], de 13,5 à 7 en Australie[35], de 22 à 10,2 en Suède [36], de 15,1 à 11 en Norvège[37], de 11,3 à 6,67 aux USA[38], et de 11 à 7,1 en France.

Globalement, dans les pays qui pratiquaient largement le dépistage par frottis purement cytologique (Papanicolaou), le taux annuel moyen de décroissance des cancers invasifs du col de l'utérus avait atteint 2,5 % entre 1989 et 2000 et 1 % entre 2000 et 2007.

---

33. Stanley M. Human papillomavirus vaccines versus cervical cancer screening. Clin Oncol (R Coll Radiol). 2008 Aug ; 20(6) :388-94. Doi : 10.1016/j.clon.2008.04.006. Epub 2008 Jun 5. PMID : 18538554.
34. Cancer Research UK, Cervical Cancer (C53) : 1993-2015, European Age-Standardised Incidence Rates per 100,000 Population, Females, UK Accessed 08 [2018].
35. AIHW [2]. 13. AIHW 2017. Cancer in Australia 2017. Cancer series no. 101. Cat. No. CAN 100. Canberra : AIHW.
36. NORDCAN, Association of the Nordic Cancer Registries 3.1.2018
37. Bo T Hansen, Suzanne Campbell, Mari Nygård Long-term incidence trends of HPVrelated cancers, and cases preventableby HPV vaccination : a registry-based study in Norway BMJ Open 2018 ; 8: e019005
38. Table 5.1 Cancer of the Cervix Uteri (Invasive) Trends in SEER Incidence and U.S. Mortalityc SEER Cancer Statistics Review 1975-2012

Un succès reconnu par toute la communauté scientifique. Mais ce succès est fragile : à chaque fois que la pratique du dépistage diminue, le cancer réapparait comme l'ont constaté, à leurs dépens, la Finlande entre 1991 et 1995 [39] [40] et la Grande-Bretagne[41] [42]. Alors, certains espèrent le remplacer par un vaccin.
Rappelons que la quasi-totalité des femmes qui souffrent d'un cancer invasif du col n'ont pas subi de dépistage selon les recommandations actuelles. Si le dépistage était pratiqué sur l'ensemble des Françaises à risque, il préviendrait plus de 90 % des cancers invasifs du col diagnostiqués en France chaque année. On n'observerait plus que 300 cancers, dont les traitements guériraient les deux tiers. Les cent décès résiduels peuvent-ils justifier la vaccination de 35 millions de femmes, alors qu'il n'est toujours pas démontré que cette vaccination peut réellement éviter un cancer ? Sans être trop trivial encore, évoquons le coût à 450 € par femme…

---

39. https://nordcan.iarc.fr/en/dataviz/trends?cancers=190&sexes=2&populations=246
40. Dillner J. Trends over time in the incidence of cervical neoplasia in comparison to trends over time in human papillomavirus infection. J Clin Virol. 2000 Oct; 19(1-2) :7-23. Doi: 10.1016/s1386-6532(00)00126-8. PMID: 11091144.
41. Quinn M, Babb, Jones J, Allen E Effect of screening on incidence of and mortality from cancer of cervix in England : evaluation based on routinely collected statistics. BMJ. 1999 ; 318 : 904-908
42. Peto J, Gilham C, Fletcher O, Matthews FEThe cervical cancer epidemic that screening has prevented in the UK.
Lancet. 2004 ; 364 : 249-256

Danger annoncé d'une vaccination susceptible d'augmenter le risque de cancer

En 2006, lors de l'examen de l'essai pivot du Gardasil, les investigateurs avaient constaté que la vaccination des femmes déjà contaminées par le papillomavirus augmentait leur risque d'anomalies cytologiques CN2 CN3 par rapport aux témoins. Mais la FDA n'avait pas jugé bon de demander des études complémentaires, se contentant de recommander l'administration du vaccin prioritairement aux très jeunes filles moins susceptibles d'être déjà contaminées.
En 2010, Diane Harper[43] avait alerté sur le fait que la vaccination serait suivie d'une augmentation d'incidence des cancers invasifs, si le faux sentiment de sécurité procurée par la publicité vantant la protection anticancer alléguée du vaccin dissuadait les vaccinées de continuer le dépistage.
En 2016, le donneur d'alerte Lars Anderson (pseudo utilisé pour éviter les représailles), constatant l'augmentation forte d'incidence des cancers du col depuis la vaccination en Suède a souligné le lien temporel entre cette augmentation d'incidence et vaccination, évoquant un lien de causalité[44]. Devant son refus de

43. Harper DM, Nieminen P, Paavonen J, Lehtinen M. Cervical cancer incidence can increase despite HPV vaccination. Lancet Infect Dis. 2010 Sep; 10(9) :594-5 ; author reply 595. Doi: 10.1016/S1473-3099(10)70182-1. PMID: 20797640.

44. Andersson L.: Increased incidence of cervical cancer in Sweden: Possible link with HPV vaccination. Indian J Med Ethics. 2018 Apr 30; -(-): 1-5. Doi: 10.20529/IJME.2018.037. Epub ahead of print. Retraction in: Indian J Med Ethics. 2018 May 26; 1. PMID: 30037785. https://pubmed.ncbi.nlm.nih.gov/30037785/

rompre son anonymat protecteur, son article a été retiré sans que les données qu'il a publiées ne soient contredites.
Si la démonstration de l'efficacité d'une mesure préventive peut être longue à apporter, la preuve de son échec peut devenir rapidement évidente. C'est malheureusement le cas de la vaccination anti HPV incapable de prévenir les cancers invasifs du col, et même hautement suspecte d'en augmenter le risque en utilisation réelle dans la population.

Une propagande agressive permanente et sans limite

Avant même la mise sur le marché des vaccins contre le HPV(2006), les journaux, revues et émissions de radio ou de télévision destinés au grand public et aux médecins regorgeaient d'articles vantant l'efficacité de cette vaccination prétendument anti-cancer.
En tapant sur le navigateur Google « résultats du Gardasil contre le cancer du col », on fait apparaître plus de 10 600 000 résultats dont moins de dix exposent des résultats avérés sur l'incidence constatée du cancer invasif. De même, au 20 mars 2023, la base de données médicales du congrès américain Pubmed recensait 231 articles traitant de l'efficacité du vaccin anti HPV. Mais ces articles, dont plus des trois quarts ont été rédigés par des auteurs liés au laboratoire ou aux organismes de vaccination, rapportent des simulations optimistes, des avis de spécialistes, mais exceptionnellement l'évolution réelle de l'incidence des cancers invasifs,

ni n'envisagent les possibles complications à distance, alors que la prévention à long terme du cancer invasif constitue le seul objectif officiel de ce vaccin.

La littérature souligne, à juste titre, la diminution des infections dues aux souches de HPV ciblées par le vaccin HPV[45] [46] [47], des verrues génitales et des anomalies cytologiques bénignes de haut degré, pour conclure par une prédiction très hasardeuse « *ces résultats sur l'infection à HPV permettent de prévoir la diminution future ou l'éradication du cancer* ».
Les partisans de la vaccination prétendent, depuis plus 20 ans[48], que l'efficacité préventive sur le taux de cancers « *sera démontrée 15 à 20 ans après le début de la vaccination* ». Nous sommes maintenant à 17 ans de la mise sur le marché du Gardasil et les registres des cancers, seules bases de données objectives sur le sujet, n'objectivent nulle part la réalisation de leurs espoirs.
Malgré l'absence de preuves d'utilité du vaccin contre le cancer, les laboratoires tentent d'imposer la vaccination à la population de la terre entière par une publi-

45. Nygård et al Evaluation of the Long-Term Anti-Human Papillomavirus 6 (HPV6), 11, 16, and 18 Immune Responses Generated by the Quadrivalent HPV Vaccine. J. Clin Vaccine Immunol. 2015 Aug; 22(8):943-8.
46. Malagón T, et al Cross-protective efficacy of two human papillomavirus vaccines: a systematic review and meta-analysis. Lancet Infect Dis. 2012 Oct; 12(10):781-9.
47. Sigurdsson et al The efficacy of HPV 16/18 vaccines on sexually active 18-23 year old women and the impact of HPV vaccination on organized cervical cancer screening. Acta Obstet Gynecol Scand. 2009; 88(1) :27-35
48. Rock CL, Michael CW, Reynolds RK, Ruffin MT. Prevention of cervix cancer. Crit Rev Oncol Hematol. 2000 Mar; 33(3):169-85. Doi: 10.1016/s1040-8428(99)00073-6. PMID: 10789491.

cité agressive, trompeuse et souvent mensongère et au besoin par la vente forcée que constitue l'obligation vaccinale. Leur propagande forcenée et leur lobbying intense, voire la corruption au plus haut niveau médical, administratif et politique leur a déjà permis de vendre plus de 200 millions de doses de ce vaccin, alors que son efficacité contre les cancers, son indication officielle, n'a toujours pas été démontrée [49] [50].

L'échec de la prévention du cancer par Gardasil

Depuis 2006, dans tous les pays qui ont mis en œuvre des programmes de vaccination larges et en particulier scolaires, on observe un arrêt de la diminution de l'incidence standardisée et souvent une **augmentation de la fréquence des cancers invasifs dans les groupes les plus jeunes,** les plus vaccinés.

L'Australie

L'Australie a été le premier pays à organiser la vaccination systématique pour les filles de 12-13 ans dès 2007, puis en rattrapage pour les filles de 14-26 ans en 2009 et pour les garçons en 2013.

49. Avis de la Commission de la transparence du 01/02/2012 : « En l'état actuel du dossier, les données suivantes ne sont pas établies : l'efficacité en termes de prévention des cancers du col... »
50. Avis de la Commission de transparence du 13/9/2017 : « La Commission considère que Gardasil 9 n'apporte pas d'amélioration du service médical rendu (ASMR V) par rapport à Gardasil dans la prévention des lésions ano-génitales précancéreuses et cancéreuses liées à certains HPV. »

D'après l'Australian Institute of Health and Welfare[51], entre 2007, début de la vaccination et 2022 **le nombre de nouveaux cancers invasifs a augmenté de 28 % passant de 756 à 942** et l'incidence standardisée globale a cessé de diminuer, fluctuant autour de 7, alors qu'elle avait chuté de plus de 50 % entre 1987 (15/100000) et 2006 (7,1/100000). Ces constatations qui ne plaident pas pour la vaccination sont illustrées par le graphique suivant publié en décembre 2022 par l'Agence sanitaire australienne (AIHW) et que nous avons annoté en français.

Australie : Evolution de l'incidence des cancers invasifs

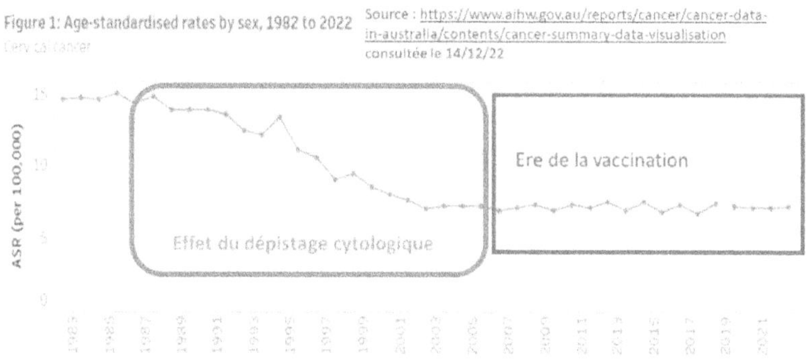

Grace au dépistage cytologique l'incidence du cancer invasif a diminué de 50%
Depuis les vaccinations l'incidence du cancer invasif ne diminue plus

On peut regretter que ce graphique ne donne les chiffres observés que jusqu'en 2019, mais les prévisions officielles des années suivantes ne font que confirmer la

51. Australian Institute of Health and Welfare (AIHW) 2017 Australian Cancer Incidence and Mortality (ACIM) books : cervical cancer Canberra : AIHW. <Http ://www.aihw.gov.au/acim-books>.

tendance à la stabilité avec une incidence 2022 estimée à 7,1 / 100 000 (contre moins de 6/100000 en France peu vaccinée).

Prétendre comme *Le Figaro*[52], *Ouest France*[53], *La Dépêche*[54], TF1 [55] et bien d'autres que l'Australie serait en train d'éradiquer le cancer du col grâce à la vaccination n'est donc qu'un énorme mensonge qui nie la réalité des faits observés et se contente de répéter la propagande des marchands de vaccins !

Le plus inquiétant est l'accroissement de l'incidence des cancers invasifs dans les groupes des femmes qui avaient entre 15 et 24 ans lors de leur vaccination et qui ont maintenant entre 30 et 39 ans. Dans ce groupe d'âge qui regroupe l'essentiel des vaccinées parvenues à l'âge du cancer, **le nombre annuel de nouveaux cas est passé de 172 en 2007 à 257 en 2018 (+50 %),** tandis que l'incidence a augmenté de 40 % (de 10,6 en 2007 à 14,6 en 2021).

Cette aggravation significative du risque de cancer invasif depuis la vaccination est illustrée par la courbe suivante que chacun peut obtenir sur internet auprès de l'agence sanitaire australienne à l'adresse https://

52. https://sante.lefigaro.fr/article/l-australie-sur-le-point-d-eradiquer-le-cancer-du-col-de-l-uterus
53. https://www.ouest-france.fr/leditiondusoir/2018-10-03/laustralie-pourrait-eradiquer-le-cancer-du-col-de-luterus-821977da-0b37-49e9-9a39-9d
54. Vers l'élimination du cancer du col de l'utérus en Australie la Dépêche 21/03/2018 https://www.ladepeche.fr/article/2018/03/21/2764136-vers-elimination-cancer-col-uterus-australie.html
55. https://www.tf1info.fr/sante/papillomavirus-hpv-quels-effets-de-la-vaccination-en-australie-sur-le-cancer-du-col-de-l-uterus-2249691.html

www.aihw.gov.au/reports/cancer/cancer-data-in-australia/contents/cancer-incidence-by-age-visualisation.

Figure 1: Cervical cancer, incidence counts and age-specific rates, females, 30-39 years

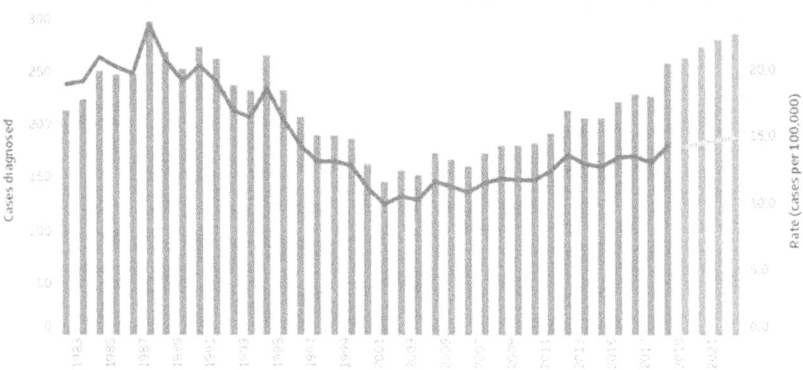

Un drame connu de tous les sportifs de haut niveau : *celui de Sarah Tait*

Cet accroissement du risque de cancer après vaccination a été dramatiquement illustré par la triste histoire de Sarah Tait, championne olympique d'aviron au deux sans barreur, lors des JO de Londres en 2012 : elle a souffert de cancer invasif du col quelques années après avoir été vaccinée et en est morte à 33 ans. On ne peut bien sûr pas affirmer que la vaccination a été responsable de son cancer mais elle a, statistiquement, près d'une chance sur deux d'avoir été victime du surrisque de cancer lié à la vaccination.

La Grande-Bretagne
La Grande-Bretagne a organisé la vaccination scolaire pour les filles de 12 à 13 ans, avec un rattrapage pour les 14-18 ans dès 2008. D'après le Public Health England, la couverture vaccinale complète des filles âgées de 13 à 14 ans à 3 injections atteignait 86,7 % dès 2013/14.
Un article trompeur récent[56], très largement diffusé par les médias comme la BBC [57], *Le Monde*[58] *Mademoiselle*[59] ou BFM [60], confondant allègrement cancers invasifs et dysplasies bénignes, proclame fièrement : « *Vaccin anti-HPV : la vaccination a diminué de 87 % l'incidence du cancer du col utérin en Angleterre* ».
Mais les données publiées par l'agence officielle Cancer Research UK (CRUK) démentent totalement cette propagande marchande. Elles confirment l'efficacité du dépistage cytologique qui a fait baisser l'incidence des cancers invasifs d'un tiers (de 13 /100 000 à 9 /100 000) entre 1993 et 2006.
Elles constatent l'échec actuel de la vaccination en précisant : « ***au cours de la dernière décennie, au***

56. HPV vaccine cut cervical cancer rates in England by 87 % BMJ 2021 ; 375 doi : https://doi.org/10.1136/bmj.n2689
57. https://www.bbc.com/news/health-59148620
58. https://www.lemonde.fr/sciences/article/2021/11/09/au-royaume-uni-la-frequence-des-cancers-du-col-a-chute
59. https://www.madmoizelle.com/a-quoi-sert-la-vaccination-contre-le-papillomavirus-on-vous-explique-tout-1502515
60. https://www.bfmtv.com/sante/le-vaccin-contre-le-papillomavirus-reduit-fortement-le-risque-de-cancers-du-col-de-l-uterus_AN-202111040180.html

Royaume-uni (entre 2006-2008 et 2016-2018 les taux d'incidence du cancer de l'utérus chez les femmes sont restés stables ».
Depuis les campagnes de vaccination, l'incidence ne diminue plus et se stabilise autour de 9,7/100 000 comme en 2016-2018, dernière période illustrée sur la courbe suivante que chacun peut retrouver sur le site de CRUK.

Cette stabilité globale masque l'augmentation dans les groupes les plus vaccinés grâce à la diminution franche chez les femmes les plus âgées, non vaccinées. Les Anglaises de plus de 50 ans ont en effet bénéficié d'une diminution d'incidence, atteignant 33 % chez les plus de 80 ans. A l'opposé, le groupe des 20-34 ans, le plus vacciné en 2021, souffre d'une augmentation d'incidence de 19 % des cancers invasifs passée de 16 /100 000 en 2007 à 19 /100 000 en 2016 - 2018, dernière période publiée en mars 2023.

Tendances illustrées par les courbes publiées par Cancer Research UK sur son site[61] et commentées par nos soins.

61. https://www.cancerresearchuk.org/health-professional/cancer-statistics/statistics-by-cancer-type/cervical-cancer/incidence#heading-Two

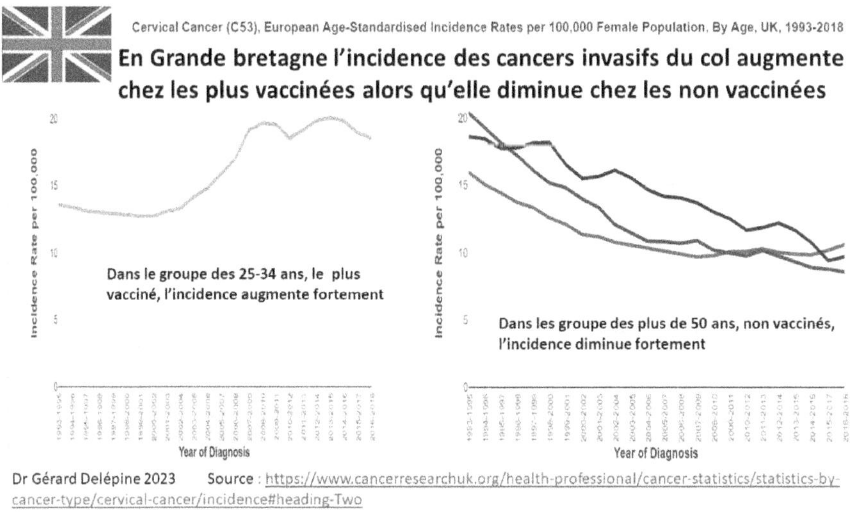

En Grande-Bretagne, comme en Australie, la vaccination est donc très loin d'amorcer l'éradication du cancer que claironnent les avocats du vaccin, alors que s'affirme une augmentation d'incidence dans le groupe le plus vacciné !

La Suède

En Suède, le Gardasil est utilisé depuis 2006, et le programme de vaccination a été généralisé en 2010, avec une couverture vaccinale des adolescentes âgées de 12 ans de plus de 80 %. En 2012-2013, avec un programme de rattrapage, la quasi-totalité des jeunes filles de 13 à 18 ans étaient vaccinées.

Globalement depuis la vaccination, l'incidence standardisée du cancer du col de l'utérus a augmenté de 13 % passant de 9,4 en 2006 à 10,8 en 2020.

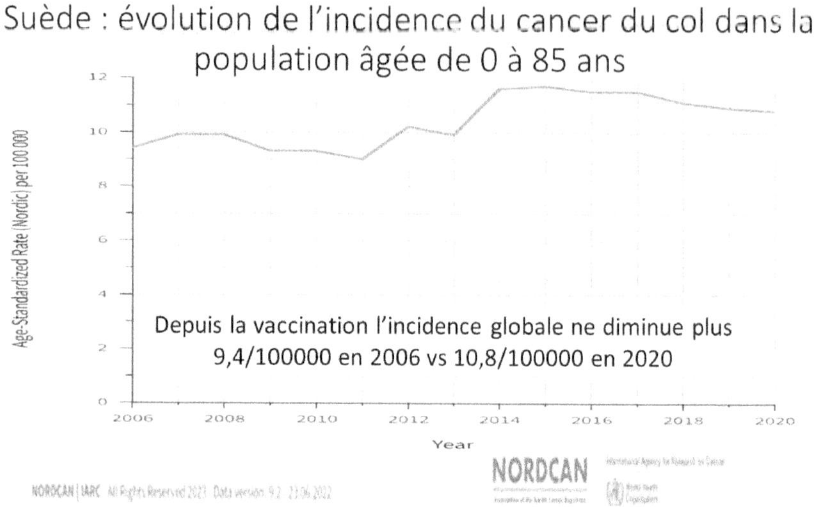

En 2020, l'Agence internationale de recherche sur le cancer enregistrait 656 nouveaux cas de cancer invasifs en Suède [62] et Wang constatait [63]: « *l'incidence du cancer du col de l'utérus* ***a augmenté à partir de 2014*** », en accusant des insuffisances du dépistage pour récuser tout lien possible avec la vaccination évoqué par Lars Andersson en 2016 [64] [65]. Cet accroissement est pourtant en partie lié à l'augmentation de l'incidence chez

62. https://gco.iarc.fr/today/data/factsheets/populations/752-sweden-fact-sheets.pdf
63. Wang J, Andrae B, Strander B, Sparén P, Dillner J. Increase of cervical cancer incidence in Sweden in relation to screening history: population cohort study. Acta Oncol. 2020 Aug; 59(8) :988-993. Doi: 10.1080/0284186X.2020.1764095. Epub 2020 May 18. PMID: 32421420.
64. Andersson L. Increased incidence of cervical cancer in Sweden: Possible link with HPV vaccination. Indian J Med Ethics. 2018 Apr 30; -(-): 1-5. Doi: 10.20529/IJME.2018.037
65. Nationellt Kvalitetsregister för Cervix cancer prevention (NKCx), http://nkcx.se/templates/_rsrapport_2017.pdf [en suédois]

les femmes de 20 à 24 ans, les plus vaccinées (de 1,9 en 2006 à 3,3 en 2020)[66].

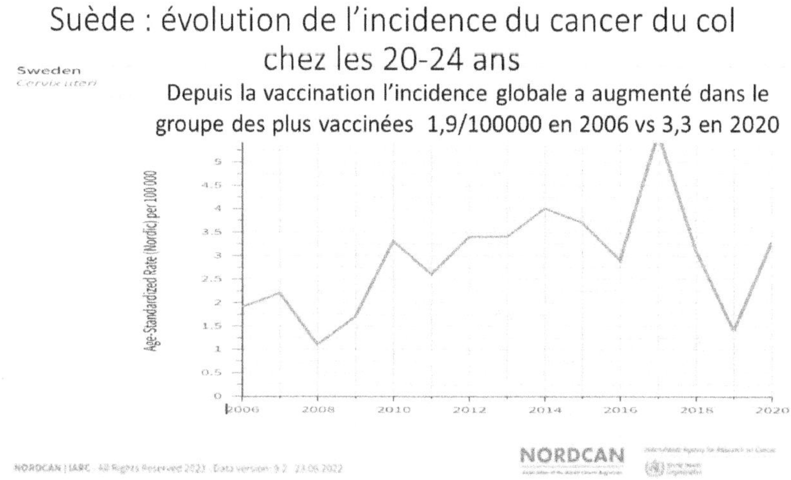

En Suéde, comme en Grande-Bretagne, et en Australie, la vaccination est donc très loin d'amorcer l'éradication du cancer du col !

La Norvège

Depuis la vaccination, le registre du cancer montre une augmentation de 10 % de l'incidence standardisée globale du cancer invasif du col de l'utérus passée de 11,7 en 2007, à 13 en 2020.

L'échec de la prévention des cancers par le Gardasil se confirme d'ailleurs avec l'augmentation d'incidence de

66. Lars Andersson Increased incidence of cervical cancer in Sweden : Possible link with HPV vaccination Indian Journal of Medical Ethics Online First Published April 30, 2018

6 % constatée chez les femmes de 25-34 ans vaccinées à près de 90 %

Norvège : évolution globale de l'incidence du cancer du col

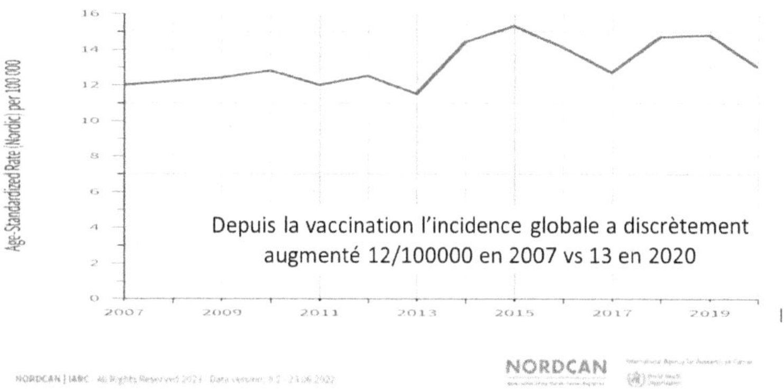

Dans ce pays aussi, le Gardasil a été incapable de diminuer l'incidence des cancers invasifs du col de l'utérus dans le groupe le plus vacciné.

Norvège : évolution de l'incidence du cancer du col chez les femmes de 25-34 ans

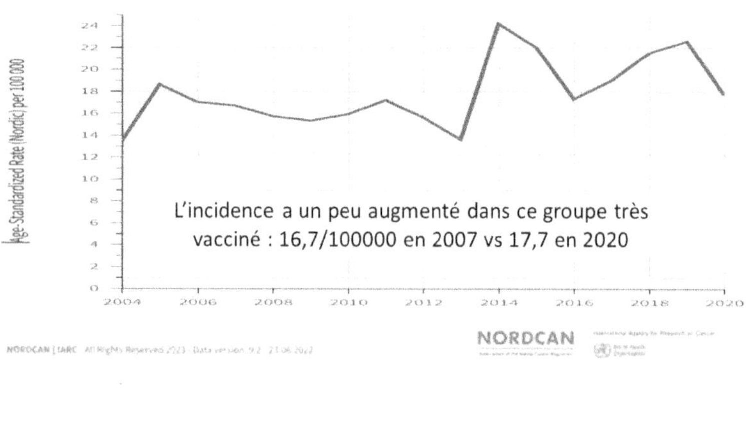

Les États-Unis

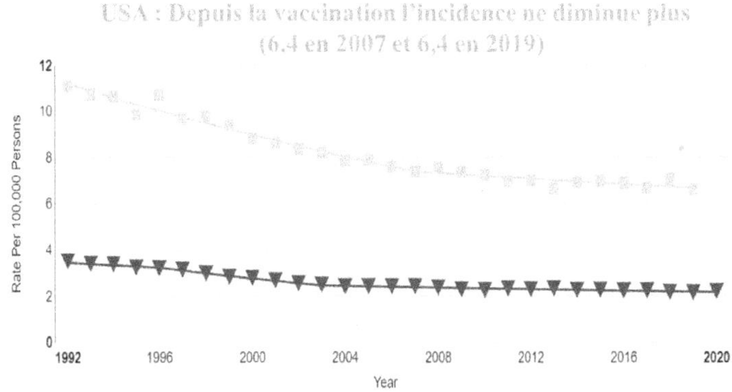

https:https://seer.cancer.gov/statfacts/html/cervix.html//seer.cancer.gov/statfacts

D'après la *Cancer Statistics Review*[67], l'incidence standardisée du cancer invasif du col avait diminué de 33 % entre 1989 et 2006 (de 10,7 à 6.67) grâce au dépistage ne diminue plus depuis la vaccination (6,4 en 2019 comme en 2007)[68].

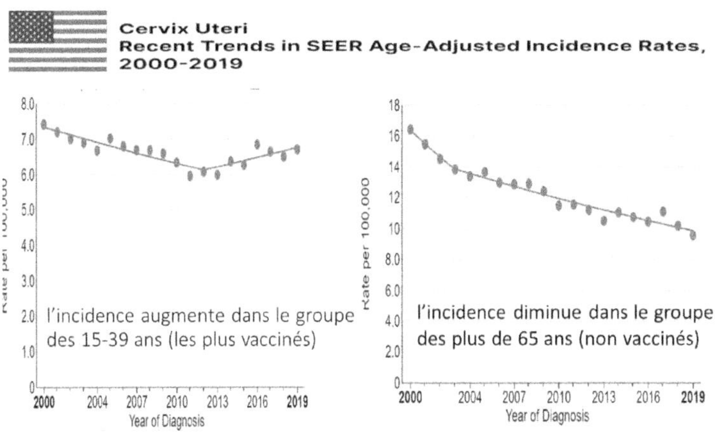

67. SEER 9 National Center for Health Statistics, CDC
68. https://seer.cancer.gov/statfacts/html/cervix.html

Dans ce pays où la couverture vaccinale est moins élevée que dans les pays précédents (proche de 60 %), on observe la même discordance selon les groupes d'âge mais d'amplitude moindre.

Les femmes de plus de 65 ans, (non vaccinées) bénéficient d'une diminution de 30 % de leur risque (de 13 en 2007 à 9.6 en 2019), *tandis que les femmes plus jeunes, qui regroupent toutes les vaccinées, ont vu leur risque augmenter de 6 % (6,3 en 2012 à 6,7 en 2019).*

Le Portugal

Au Portugal, le taux de femmes cibles vaccinées dépasse les 80 %, mais l'incidence standardisée n'a pas baissé depuis la vaccination. Elle atteignait 10,8[69] en 2019 d'après l'agence internationale de recherche sur le cancer (IARD) de l'OMS.

La Hongrie

En Hongrie, le taux de femmes cibles vaccinées dépasse les 80 %, mais la vaccination n'a pas été suivie par une baisse de l'incidence standardisée qui atteignait 17,8 en 2020[70] d'après l'IARD-OMS.

La Lettonie

La Lettonie est le seul pays européen qui a imposé la vaccination anti HPV par la loi. En 2020, selon

69. https://gco.iarc.fr/today/data/factsheets/populations/620-portugal-fact-sheets.pdf
70. https://www.who.int/publications/m/item/cervical-cancer-hun-country-profile-2021

l'OMS[71], l'incidence standardisée des cancers du col culminait à 18/100000 (taux le plus élevé d'Europe, trois fois plus élevée qu'en France !).

L'Allemagne

L'Allemagne peu vaccinée profite d'une baisse d'incidence de près de 20 %.

En Allemagne, seulement la moitié des femmes cibles ont accepté la vaccination anti HPV. Pourtant, durant cette époque, l'incidence standardisée du cancer du col a diminué de près de 20 %.

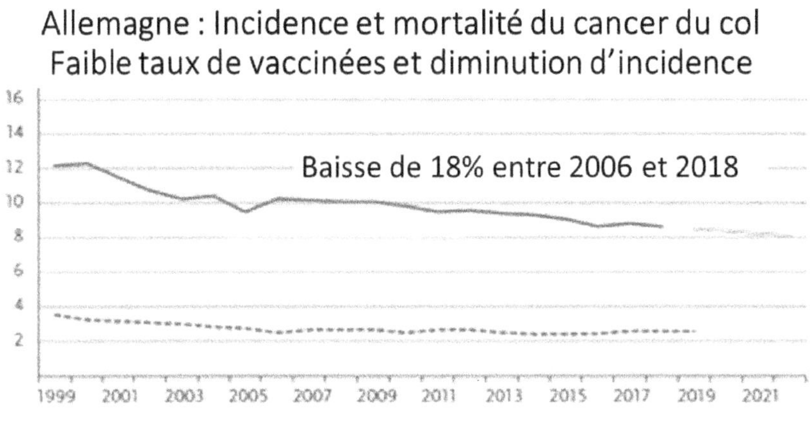

incidence and mortality rates, ICD-10 C53, Germany 1999 – 2018/2019

71. https://cdn.who.int/media/docs/default-source/country-profiles/cervical-cancer/cervical-cancer-lva-2021-country-profile-fr.pdf

Un pays témoin encore peu vacciné : la France

L'évolution des pays à forte couverture vaccinale peut être comparée à l'évolution constatée en France métropolitaine où **la couverture vaccinale anti-HPV est faible** (environ 38 % en 2020), et qui peut être considérée, pour cette raison, comme un pays témoin. **En France**[72]**, d'après Santé Publique France, l'incidence du cancer du col de l'utérus a constamment diminué** et est même passée au-dessous du seuil de 6/100000 définissant d'après l'OMS les maladies rares.

Figure 2

Taux standardisé monde (TSM) d'incidence et de mortalité du cancer du col de l'utérus pour 100 000 personnes-années (PA), estimations France métropolitaine, 1990-2018

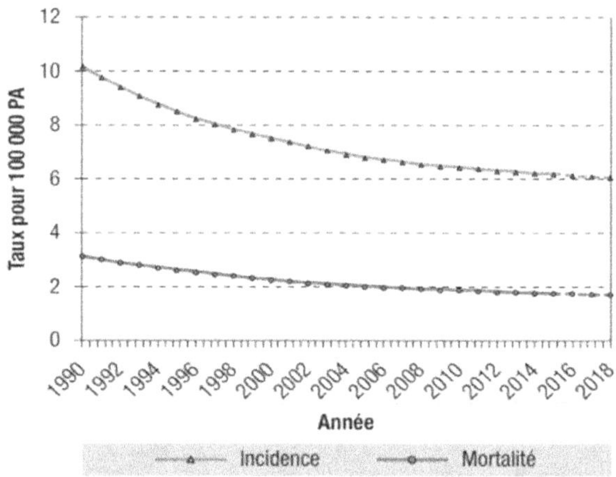

72. Francim, HCL, Santé publique France, INCa. Projections de l'incidence et de la mortalité par cancer en France métropolitaine en 2017 - Tumeurs solides [Internet]. Saint-Maurice : Santé publique France (consulté le 09/05/2018).

Cette diminution de l'incidence s'est accompagnée d'une diminution de la mortalité de 5 en 1980 à 1,8 en 2012 et 1,7 en 2017.

Globalement, la comparaison des dernières incidences connues dans les différents pays européens ne plaide pas en faveur de la moindre efficacité anti-cancer de la vaccination.

Il est incompréhensible et très inquiétant que ces excellents résultats français avec taux de cancer très bas et de mortalité très faible, soient menacés par une obligation envisagée par nos politiques, pour certains désinformés et pour d'autres corrompus par Big Pharma.[73]

Les decisions de santé publique doivent être prises sur l'examen des faits avérés et non pas sur des prédictions biaisées, des croyances, des recommandations de spécialistes souvent corrompus ou de lobbyistes au service de Big Pharma.

73. https://www.agoravox.fr/tribune-libre/article/gardasil-alerte-risque-imminent-d-206314

3.
Hypothèses sur les causes de l'augmentation des cancers post-vaccinaux

En l'absence d'études officielles sérieuses, nous ne pouvons qu'émettre des hypothèses sur les causes possibles de ce échec paradoxal du Gardasil.
On ne peut guère évoquer, dans l'augmentation constatée, une évolution sensible des moyens ou critères diagnostiques du cancer invasif: ni les critères histologiques, ni les méthodes pour les mettre en évidence n'ont globalement changé durant cette période.

L'abandon du frottis?

Le risque d'abandon par certaines femmes du dépistage par frottis, due à la propagande mensongère prétendant que la vaccination protège du cancer du col, avait été souligné par Diane Harper.

> « Les vaccinations à elles seules n'empêcheront pas le cancer du col de l'utérus, à moins que leur efficacité

> dépasse 15 ans. Si la durée d'efficacité est plus courte, l'apparition du cancer chez la femme est simplement différée. Des études antérieures ont déjà montré qu'une cessation volontaire du dépistage chez une génération de femmes ayant peu de contacts avec des amies qui développaient ou mourraient d'un cancer invasif du col de l'utérus a entraîné une augmentation des taux de cancer du col mesurables au niveau de la population. (...) Si davantage de jeunes adolescentes vaccinées deviennent des femmes qui refusent volontairement le dépistage du cancer du col de l'utérus, les taux de cancer du col de l'utérus augmenteront. »

Ce mécanisme a déjà été observé en Australie[74] et serait susceptible d'expliquer dans ce pays, en partie la multiplication des cancers invasifs. Mais cet effet d'abandon du dépistage après vaccin n'a été observé à notre connaissance, ni en Grande-Bretagne, ni en Suède, ni en Norvège.
Bien d'autres causes peuvent expliquer l'augmentation du nombre de cancers chez les vaccinées.

La niche écologique

L'éradication des quelques souches du vaccin favorise probablement l'émergence de souches concurrentes, non incluses dans le vaccin et potentiellement plus agressives.

---

74. Alison C Budd, Julia M L Brotherton, Dorota M Gertig, Theresa Chau, Kelly T Drennan and Marion Saville Cervical screening rates for women vaccinated against human papillomavirus Med J Aust 2014; 201 (5) 279-282)

L'efficacité anti-infectieuse du vaccin limitée à 4 ou 9 souches de HPV sur plus de 200 connues, crée une véritable « niche écologique »[75], favorable à la prolifération des autres souches éventuellement plus dangereuses.

Ce remplacement a été confirmé par Fangjian Guo[76] observant que l'éradication de certains types de HPV entraînait l'émergence des types non inclus dans le vaccin : le « *remplacement de souche* ».
Plusieurs études épidémiologiques ont abordé la question de la *concurrence possible entre les différents types de HPV infectieux*, mais la plupart des études qui ont étudié les effets de compétition de type viral sur l'incidence et / ou la clairance des virus ont un *pouvoir statistique trop limité* pour détecter de petits effets, en particulier pour les types de HPV rares.

Apparition d'un virus mutant

Il est possible que des mutations virales se produisent pour générer de nouveaux variants, également oncogènes, mais non reconnus par les anticorps induits par

75. Place occupée par une espèce dans un écosystème. Le col de l'utérus représente un milieu particulièrement favorable à la multiplication des virus HPV. L'élimination des 4 à 9 souches visées par les vaccins permet aux autres souches de s'y multiplier, certaines pouvant se révéler plus dangereuses que celles qu'elles remplacent.
76. Fangjian Guo Fangjian Guo, Jacqueline M. Hirth, Abbey B. Berenson. Comparison of HPV prevalence between HPV-vaccinated and non-vaccinated young adult women (20-26 years) Abstract number 844 American Association for Cancer Research 2015 meeting Philadelphie.

les vaccins. Cependant, le fait que le HPV se réplique en utilisant les ADN polymérases cellulaires et que son taux de mutation soit très lent, suggère que ce risque est faible.

L'augmentation du risque de cancers invasifs chez les femmes préalablement infectées par le virus HPV et le risque d'en précipiter l'évolution, connu depuis l'examen initial du dossier fourni par le laboratoire pour l'obtention de l'AMM[77], avait justifié la recommandation de la FDA d'effectuer la vaccination *avant* les premiers rapports sexuels.

Mais cette recommandation initiale a été « négligée » pour élargir le marché et de nombreuses vaccinations (dites de rattrapage) ont été réalisées chez des femmes sexuellement actives, pouvant aussi expliquer en partie l'augmentation de l'incidence des cancers invasifs dans tous les pays à forte couverture vaccinale, comme la Suède et la Norvège, en particulier chez les femmes qui avaient plus de 16 ans lors de la vaccination. L'explication scientifique de ce risque reste à approfondir.

Et si le vaccin facilitait directement le cancer ?

Beaucoup de sujets d'études restent à expliciter par les chercheurs. Le problème pour ce vaccin (comme pour trop de nouveaux médicaments dits ciblés) est d'avoir mis « la charrue avant les bœufs ». Il eût fallu

77. FDA Gardasil Clinical Review 2006[cited 2018 Mar 22]. Available from;
http://www.impfkritik.de/download/gardasil_fda_464_pages.pdf (pp.359-360)

regarder pendant des décennies les premières cohortes de femmes vaccinées, avant d'étendre si largement la vaccination sur des populations entières.
La précocité de l'augmentation de l'incidence, dès la troisième ou quatrième année après la vaccination, plaide cependant pour une **action accélératrice directe** du vaccin qui se comporterait comme un **facilitateur du cancer** du col, dont l'évolution naturelle nécessite plutôt 15 à 20 ans. Les chercheurs devront examiner ce qu'il en est pour les autres types de cancer associés au virus papilloma et soumis au vaccin (ORL, anal).

En dehors de conditions expérimentales toujours éthiquement discutables chez l'homme, l'affirmation d'un lien de causalité entre deux facteurs statistiquement liés est toujours très difficile en médecine. Cependant, sa confirmation indirecte nécessite un faisceau d'arguments réunis ici : **temporalité, gradient de dose/réponse, plausibilité, cohérence, analogie**.
Le critère de **temporalité** est ici évidemment rempli : avant la période de vaccination large, l'incidence diminuait. Elle n'a commencé à augmenter que 3 à 5 ans après le début des campagnes de vaccination.
Le critère **dose-réponse** est aussi présent : c'est dans les groupes d'âge les plus vaccinés que l'augmentation d'incidence est la plus élevée. Les groupes de femmes âgées, non vaccinées, ont vu leur incidence de cancer continuer à diminuer, comme durant la période d'avant la vaccination. Les jeunes filles françaises peu vaccinées ont vu aussi leur risque de cancer du col continuer à diminuer.

Un **effet facilitateur** des protéines du vaccin, qui sont des protéines du virus accusé d'être la cause du cancer, est tout à fait **plausible**, même si ce résultat clinique tragique va à l'opposé de ce qui était attendu et annoncé. Rien dans ce que nous savons de l'histoire naturelle du cancer ne s'oppose à un éventuel lien de causalité vaccin/cancer. Le critère de **cohérence** est donc aussi rempli.

Action facilitatrice de maladies d'autant plus plausible que déjà observée pour d'autres vaccins (hépatite B, sida)

La crédibilité d'une action facilitatrice directe du vaccin sur le cancer du col est renforcée par l'analogie avec les accidents observés avec d'autres vaccins, en particulier le vaccin contre l'hépatite B et les vaccins expérimentaux (abandonnés) contre le sida qui facilitaient l'apparition de la maladie.

Vaccin anti-hépatite B et cancer du foie

Le chapitre suivant sera consacré au précédent de la vaccination anti-hépatite B. Promue pour son action anti-cancer, elle a été suivie en France, comme aux USA, d'une **augmentation considérable de l'incidence du cancer du foie, aboutissant à doubler son incidence en 20 ans en France** (de 6,8 pour 100 000 en 1995 à 13,6 en 2017)[78], à **la quadrupler aux USA**. Pourtant, la consommation d'alcool, principale cause

78. Jéhannin-Ligier K, Dantony E, Bossard N, Molinié F, Defossez G, Daubisse-Marliac L, Delafosse P, Remontet L, Uhry Z. Projection de l'incidence et de la mortalité par cancer en France métropolitaine en 2017. Rapport technique. Saint-Maurice : Santé publique France, 2017. 80 p. Disponible à partir des URL : www.santepubliquefrance.fr et http://www.e-cancer.fr/

de ce cancer, régressait considérablement dans la même période. Il est aberrant que ce vaccin reste obligatoire pour les soignants et les bébés nés après 2018.
Il faut espérer que le Gardasil ne fasse pas autant augmenter le nombre des cancers du col chez les jeunes filles vaccinées, comme notre examen des premiers résultats cancérologiques avérés à plus de quinze ans de recul, le laisse fortement craindre.

Vaccin anti-sida et effet paradoxal facilitateur
La facilitation par un vaccin d'une maladie qu'il est censé combattre a déjà été observée dans les essais Step [79]et Phambili [80], au cours desquels **les vaccins à visée anti-sida augmentaient de 50 % le risque de contamination par rapport au placebo.** Ces constatations ont été heureusement faites lors d'essais thérapeutiques bien conçus qui ont évité la mise sur le marché de ces vaccins dangereux.
Malheureusement, les passe-droits invraisemblables qui ont entouré les essais[81], puis la mise sur le marché précipitée du Gardasil, alors qu'aucune preuve d'effica-

79. Buchbinder SP, Mehrotra DV, Duerr A, et al. Efficacy assessment of a cell-mediated immunity HIV-1 vaccine (the Step Study) : a double-blind, randomised, placebo-controlled, test-of-concept trial. Lancet. 2008 ; 372 :1881–1893. First Efficacy trial of a T-cell-based vaccine that failed to confer protection.
80. Gray GE, Allen M, Moodie Z, et al. Safety and efficacy of the HVTN 503/Phambili study of a clade-B-based HIV-1 vaccine in South Africa : a double-blind, randomised, placebo-controlled test-of-concept phase 2b study. Lancet Infect Dis. 2011 ; 11 : 507–515.
81. Examen selon une procédure *fast track* injustifiée par la maladie, utilisation de critères substitutifs dont la pertinence n'était pas connue, la redéfinition à postériori de la population de l'essai…

cité sur la maladie qu'il était censé traiter, de surcroit en ignorant les conseils de prudence de nombreux chercheurs [82] [83] [84] [85] ont empêché d'éviter cette catastrophe à nos enfants.
Ce risque de faciliter le cancer additionné aux effets secondaires connus enlève toute légitimité à cette vaccination.

82. Sawaya GF, Smith-McCune K. HPV vaccination More answers, more questions. N Engl J Med 2007 356 1991-3
83. C. J. Haug Human Papillomavirus Vaccination Reasons for Caution Editorial N Engl J Med 359 ; 8 www.nejm.org August 21, 2008
84. Lindsey R. Baden, M.D., Gregory D. Curfman, M.D.et al Human Papillomavirus Vaccine — Opportunity and Challenge N Engl J Med 356 ; 19 www.nejm.1990 org May 10, 2007G7
85. L R. Baden, G D. Curfman, S Morrissey, and J M. Drazen, M.D. Human Papillomavirus Vaccine Opportunity and Challenge N Engl j Med 356 ; 19 www.nejm org May 10, 2007

4.
Le précédent tragique de la vaccination obligatoire contre l'hépatite B

Le cancer est une maladie multifactorielle[86] [87] qui survient volontiers (entre autres) dès que l'immunité de l'individu diminue. Des facteurs multiples contribuent à la grande difficulté du traitement du cancer, d'où l'échec régulier des traitements qui ne reposent que sur un seul agent (monochimiothérapie, thérapie ciblée, immunothérapie, etc.).

Avant d'espérer diminuer la fréquence des cancers du col de l'utérus en « vaccinant » contre le virus supposé responsable, les chercheurs auraient dû méditer le précédent échec cancérologique de la vaccination contre l'hépatite B, censée diminuer le taux de cancer du foie dans les populations des pays occidentaux riches et qui a été suivie de leur multiplication.

86. De nombreux facteurs sont repérés : inflammation chronique, stress, certaines infections pour des cancers spécifiques (lymphome de Burkitt, etc).

87. Rôle joué par certains virus dans la genèse de cancers humains, virus dits oncogènes (du grec *onkos*, grosseur, tumeur).

Vaccin anti-hépatite B et prévention du cancer : un mensonge qui perdure

L'alliance Gavi financée en partie par Bill Gates proclame[88] :

> « Les vaccins permettent de faire un pas de géant en matière de prévention des cancers causés par des agents infectieux tels que le virus de l'hépatite B et le virus du papillome humain. »

L'Institut national de lutte contre le cancer[89] réenchérit :

> « On peut donc dire que la vaccination contre les virus du papillome et des hépatites A et B protège très fortement contre les cancers du col de l'utérus et du foie. »

Ils se basent sur l'expérience positive des pays asiatiques et surtout de Taïwan. La mise en œuvre du programme de vaccination universelle des nouveau-nés à Taïwan a permis de réduire l'incidence

88. Alliance Gavi, propagande sur « révolution dans la prévention du cancer grâce aux vaccins », brochure septembre 2012 = Alliance mondiale pour les vaccins et la vaccination (Gavi) créée en janvier 2000 après une promesse de don de la Fondation Bill & Melinda Gates à hauteur de 750 millions de dollars (US$) sur une période de cinq ans. Partenariat public-privé unique, Gavi a été fondée afin selon eux, afin « *de tirer au mieux partie de ce que les principales agences de l'ONU, les gouvernements, le secteur du vaccin, le secteur privé et la société civile avaient à offrir pour améliorer la couverture vaccinale infantile dans les pays pauvres et accélérer l'accès aux nouveaux vaccins* ».
89. INCa (2015), dans *La vaccination contre l'hépatite B pour se protéger du cancer du foie.*

moyenne du CHC (carcinome hépatocellulaire) de moitié (0,70 en 1981-1986 à 0,36 en 1990-1994)[90] chez les enfants de 6 à 14 ans. Cependant ce succès de la vaccination est relatif car le cancer du foie reste un des cancers les plus fréquents dans ce pays et **son incidence globale dans la population de Taiwan a augmenté entre 1994 et 2007** atteignant 47/100000 en 2019[91].

Ce résultat positif chez l'enfant aurait mérité des études plus approfondies pour s'assurer que ce résultat obtenu dans une tranche d'âge et un pays lointain pouvait être reproduit dans les pays occidentaux où bien des cofacteurs du cancer du foie sont différents en particulier le mode de transmission du virus de l'hépatite B, les habitudes de vie, l'alimentation, voire les types génétiques de cancer, comme le suggèrent certains travaux. Comme pour toute vaccination, il est raisonnable d'adapter les préconisations à chaque zone endémique, ses populations particulières et leurs conditions de vie et d'hygiène. La poliomyélite, la typhoïde, et le choléra sont des maladies qui peuvent bénéficier de la vaccination dans les quelques pays en manque d'eau potable

90. D'après Chang MHN et al Universal hepatitis B vaccination in Taiwan and the incidence of hepatocellular carcinoma in children. Taiwan Engl J Med. 1997 Jun 26; 336(26) :1855-9.C
L'étude menée à Taïwan sur la vaccination de masse contre le virus de l'hépatite B, Shang et al, N Engl J Med 1999; 336: 1 855-9. http://www.arcat-sante.org/infos-cles/hepatites/cirrhoses-des-hepatites-virales-et-cancers-le-cote-obscur-de-la-cirrhose/
91. https://twcr.tw/wp-content/uploads/2022/02/Top-10-cancers-in-Taiwan-2019.pdf

où elles persistent, mais absolument pas dans le monde occidental encore protégé par l'hygiène.[92]

Hépatite B et cancer du foie: augmentation paradoxale forte des cancers après une campagne de vaccination précédée d'une propagande intense

En France, le vaccin anti-hépatite B, censé protéger la population contre le cancer du foie, a été promu dans les années 94-95, (selon les mêmes procédés que le Gardasil actuellement), par une présentation apocalyptique des dangers de l'hépatite B par les spécialistes proches des labos[93], l'appui unanime des sociétés savantes[94 95], et du ministère (qui l'a même rendu obligatoire pour les professions de santé)[96].

---

92. https://www.agoravox.fr/actualites/sante/article/cholera-dieu-ou-l-esprit-invisible-207369

93. Dominique Costagliola, épidémiologiste à l'Inserm: « *Les spots de l'époque donnaient l'impression que le virus allait vous sauter dessus au moindre contact.* »

94. Philippe Jeanteur, cancérologue, membre correspondant de l'Académie de médecine, affirme dans *Le Figaro* (29/08/2010): « *On peut donc dire que la vaccination contre les virus du papillome et des hépatites A et B protège très fortement contre les cancers du col de l'utérus et du foie.* »

95. Ainsi l'INCa (Institut national du cancer) écrit dans *La vaccination contre l'hépatite B pour se protéger du cancer du foie*: « *On peut donc dire que la vaccination contre les virus du papillome et des hépatites A et B protège très fortement contre les cancers du col de l'utérus et du foie.* » (Date de dernière mise à jour: 14/09/2015) « *Pour réduire votre risque de développer un cancer du foie, il est important d›arrêter de fumer et de réduire votre consommation d›alcool, mais aussi de respecter les mesures permettant d›éviter l›infection par les virus des hépatites B et C: vaccination contre le virus de l'hépatite B.* »

96. Il l'est malheureusement encore! La reconnaissance par les tribunaux de la responsabilité du vaccin dans une sclérose en plaques l'a été chez une infirmière avec indemnisation.

Il a ensuite été inclus dans la liste des onze vaccins obligatoires pour tous les enfants nés après le 1er janvier 2018, malgré son inutilité habituelle à cet âge et ses effets secondaires possibles. Un scandale qui perdure.

Le ministre de la Santé [97] prétendait à l'époque: « *L'hépatite B constitue l'un des risques infectieux majeurs de cette fin de siècle* », alors que la prévalence de l'hépatite était faible en France. En juillet 1994, le ministre de la Santé a inauguré une campagne de promotion, alors sans précédent, adossée à une mobilisation médiatique trompeuse orchestrée par les deux laboratoires qui commercialisaient le vaccin[98].
En quatre ans, **entre 20 et 25 millions de personnes**, enfants et adultes, ont été vaccinés. Et rapidement, sont apparus les premiers rapports d'effets secondaires liés au vaccin, en particulier des scléroses en plaques: l'Afssaps a comptabilisé ainsi « *un total de 1 364 cas d'affections démyélinisantes centrales et 111 cas d'atteintes périphériques entre la mise sur le marché des vaccins contre le VHB et le 31 décembre 2005* ». D'après S. Gouin[99], les courbes montrent qu'après la vague de vaccination massive contre l'hépatite B, le nombre de personnes touchées par une sclérose en plaques (SEP) augmente significativement (+ 65 %). « *Ceci ne suffit pas pour affirmer une causalité absolue, mais c'est un signal fort qui nécessite d'autres études épidémiologiques.* »

97. Philippe Douste-Blazy.
98. Avec l'Engerix B® et Sanofi Pasteur avec le Genhevac B®.
99. S. Gouin, « Gardasil, Hépatite B, adjuvants... Les vaccins peuvent-ils aussi nuire à notre santé? », *Basta*, 10 juin 2015.

Une simple corrélation statistique temporelle ? Ou un lien causal entre le vaccin et l'apparition des symptômes ? Certains chercheurs mettent en évidence une multiplication par trois du risque de développer une SEP chez les personnes vaccinées. D'autres insistent sur l'apparition d'autres pathologies neurologiques graves et parfois mortelles liées à la vaccination, comme la terrible sclérose latérale amyotrophique, affections très mal recensées.[100]

Martin Winckler[101] cite le vécu tragique du mari de Lucienne Foucras, auteur du *Dossier noir du vaccin contre l'hépatite B* :

> « J'ai perdu mon mari en 1999. Il avait été vacciné en 1996 sans autre raison que sa récente situation de retraité. On vaccinait alors à tout va, et les retraités étaient ciblés comme population à risque : ils voyageaient. En fait de voyage, ce fut pour lui le dernier, et sans retour. »
>
> « Pire que la mort fut le calvaire de plus de deux ans et demi qui le conduisit progressivement et implacablement à une paralysie totale. Il était atteint de trois

100. Lucienne Foucras, *Dossier noir du vaccin contre l'hépatite B, mensonge d'État ?* Éditions du Rocher, 2004.

101. http://martinwinckler.com/spip.php?article534 : « *La vaccination massive contre l'hépatite B dans les années 90 a fait des ravages dans la population. Elle n'y a pas déclenché que des scléroses en plaques comme on l'entend dire de tous côtés, mais toutes sortes de graves maladies, parfois mortelles, au minimum handicapantes, qu'elles soient hématologiques, rhumatismales et/ou auto-immunes, et à tous les âges. Or elle est toujours programmée pour les bébés et pour les adolescents. Hélas, la majorité de nos concitoyens est désinformée, ignore que des enfants ont été gravement atteints et n'a pas encore mesuré combien notre santé est devenue une marchandise.* »

atteintes neuromusculaires simultanées dont la plus grave était une sclérose latérale amyotrophique (SLA) ou maladie de Charcot, maladie relativement rare à l'époque mais dont l'incidence a triplé depuis 1996. Les médecins eurent alors des diagnostics hésitants, des explications embarrassées et contradictoires. »

Échec sur les taux de cancer du foie après vaccination

Si l'efficacité de la vaccination sur l'infection est réelle, ses promesses de diminuer le risque et le nombre de cancers du foie n'ont pas été tenues, bien au contraire. D'après les relevés de Santé France[102], la campagne de vaccination anti hépatite a été suivie d'une **augmentation considérable du nombre de cancers** (de 4809 cas en 1995 à 10580 en 2018) **et de son incidence** qui a doublé entre 1994 date de la vaccination et 2018 (de 1,1 à 2,9 chez les femmes et de 9,6 à 12,5 chez les hommes), alors que pendant cette même période, la consommation d'alcool, principale autre facteur favorisant ce cancer, régressait considérablement et que l'augmentation transitoire de l'hépatite C ne pouvait pas l'expliquer.

Cette explosion des cancers du foie a été observée dans tous les pays occidentaux qui ont généralisé la vaccina-

102. Jéhannin-Ligier K, Dantony E, Bossard N, Molinié F, Defossez G, Daubisse-Marliac L, Delafosse P, Remontet L, Uhry Z. Projection de l'incidence et de la mortalité par cancer en France métropolitaine en 2017. Rapport technique. Saint-Maurice: Santé publique France, 2017. 80 p. Disponible à partir des URL: www.santepubliquefrance.fr et http://www.e-cancer.fr/

tion anti-hépatite B [103] avec une incidence et une mortalité qui ont doublé aux USA entre 1990 et 2018[104], plus que doublé au Canada[105] (accroissement annuel d'incidence de 3,8 % chez l'homme et 1,9 % chez les femmes), et en Grande-Bretagne (de 4 à 10)[106]comme l'illustre la courbe qui suit :

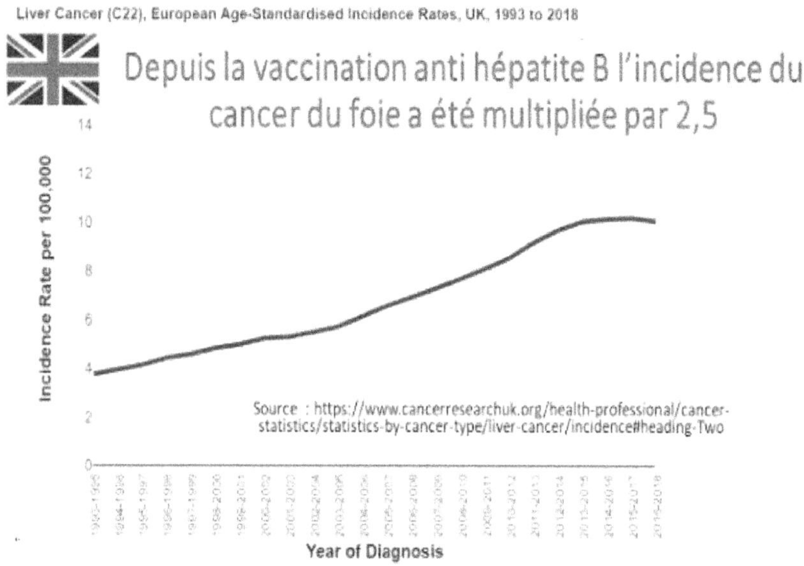

103. https://www.agoravox.fr/tribune-libre/article/effet-paradoxal-du-vaccin-anti-211018

104. https://www.sciencesetavenir.fr/sante/cancer/cancer-du-foie-hausse-du-taux-de-mortalite-aux-etats-unis_116075

105. Canada.ca/content/dam/phac-aspc/documents/services/reports-publications/health-promotion-chronic-disease-prevention-canada-research-policy-practice/vol-42-no-7-2022/update-cancer-incidence-trends-canada-1984-2017.pdf

106. https://www.cancerresearchuk.org/health-professional/cancer-statistics/statistics-by-cancer-type/liver-cancer/incidence#heading-Two

, et en Australie (de 3 à 8), et même triplé en Norvège[107] (de 2,3 en 1998 à 9,5 en 2020 chez les hommes et de 1,3 à 4,6 chez les femmes).

La désinformation du public et des élus avant la généralisation de l'obligation vaccinale pour les nourrissons

Pourquoi ces résultats tragiques n'ont-ils pas été pris en compte par nos autorités politiques avant la généralisation forcée de la vaccination du nourrisson ? Au nom de quoi les élus sénateurs et députés n'ont-ils pas été informés de cet effet paradoxal du vaccin sur l'objectif cancérologique annoncé, ni du même coup des effets secondaires graves, absolument injustifiables en l'absence d'effet positif du vaccin sur la prévention du cancer ?[108]

Quid du silence sur cet effet pervers ?

Personne n'a paru jusqu'ici s'intéresser aux mauvais résultats cancérologiques avérés de cette vaccination en France, et on n'a pas entendu dans les médias d'éventuels lanceurs d'alerte !

Nos autorités sanitaires font comme si cette catastrophe sanitaire n'avait jamais existé, comme si elles n'en n'avaient rien su. Elles n'en ont tiré aucune leçon, illustrant, une fois de plus, que la foi, la foi démo-

---

107. https://nordcan.iarc.fr/en/dataviz/trends?cancers=110&sexes=2&populations=578&years=1997_2020

108. http://www.rolandsimion.org/IMG/pdf/vaccin_hepatite_B_URGENCE.pdf

niaque de la marchandisation de la médecine, déplace les montagnes et ignore les faits scientifiquement établis, lorsqu'ils gênent.

Et comme on n'a rien appris ou rien voulu apprendre de cette catastrophe sanitaire, Emmanuel Macron menace les préadolescents d'une obligation Gardasil ! Jadis un certain ministre avait promis la démocratie sanitaire. Mais les promesses n'engagent que ceux qui y croient, avertissait le président Chirac.

5.
Promotion Gardasil pour les garçons

L'indication du Gardasil pour prévenir le cancer du col de l'utérus a cet inconvénient majeur : on ne peut le vendre qu'aux femmes, et elles ne constituent que la moitié de la population mondiale.
Le spectre du cancer anal permet de proposer le vaccin aux hommes. Malheureusement, seuls les hommes homosexuels se sentent concernés, soit environ 1 à 2 % de la population d'après un sondage de l'Office national des statistiques anglais, ce qui ne constitue pas un marché suffisamment prometteur. Sauf si on arrive à convaincre les politiques d'imposer une obligation. Mais en attendant…
L'imagination des marchands du temple du vaccin est fertile : ils ont aussi pensé aux cancers de la tête et du cou qui ont « l'avantage » de menacer tous les hommes qui aiment les femmes, en plus des homosexuels[109].
Le cancer du canal anal ne justifie pas de vacciner tous les mâles ! Les médias et nos gouvernants, aidés par les

109. Cf. chapitre suivant.

cabinets de conseil, répandent la peur dans toutes les populations et tous les continents, pour rendre le marché du Gardasil plus juteux.

Le journal *Le Monde* a publié en mai 2018 une tribune terriblement trompeuse [110] sur le cancer du canal anal utilisant la peur « *la douleur et le malheur* », et prétendant que « *sa fréquence a été multipliée par trois* », pour promouvoir la vaccination anti HPV chez les garçons et préparer la population à l'obligation qu'espère bien imposer le lobby pharmaceutique et ses amis politiques. Le projet d'étendre aux garçons comme aux filles l'obligation du Gardasil, comme les 11 vaccins chez les petits, fait partie des projets du ministère et du président. Cet article du *Monde* n'est pas un hasard. Il vise moins à éviter 60 décès annuels de Français par cancer de l'anus, mais bien à préparer la population à une nouvelle obligation qui serait évidemment pour le bien de tous... Au nom de l'égalité hommes-femmes, pour ne pas discriminer les homosexuels passifs, et : ou pour le profit et la satisfaction de la Bourse ? Une obligation vaccinale est double bénéfice pour les labos : le marché s'étend à toute la population qui paie les vaccins (via l'assurance-maladie s'il est déclaré « gratuit ») et la solidarité nationale (nos impôts) indemnise les victimes des complications.

110. Collectif. « *En moins de trente ans, l'incidence du cancer anal a été multipliée par au moins trois dans la plupart des pays occidentaux.* » https://www.lemonde.fr/sciences/article/2018/05/16/en-moins-de-trente-ans-l-incidence-du-cancer-anal-a-ete-multipliee-par-au-moins-trois-dans-la-plupart-des-pays-occidentaux_5299575_1650684.html

Le cancer du canal anal est très rare et fait partie des cancers à bon pronostic.

Les données acquises de la science, sur lesquelles devraient s'appuyer tous les articles sur ce domaine, permettent de dédramatiser ce sujet. La foi en un vaccin, (ou l'appât du gain?) ne justifie pas la manipulation des chiffres. Rappelons les faits scientifiques établis en citant nos sources, afin que chacun puisse les vérifier.

Augmentation réelle mais modérée de l'incidence du cancer anal

Selon les différents registres internationaux du cancer, **l'incidence du cancer anal a augmenté en moyenne de 50 % dans certains pays occidentaux**[111], très loin du chiffre avancé par la tribune du Monde sus citée. Plus précisement, durant les dernières décennies, l'incidence standardisée **du cancer anal a augmenté:** de 40 % en Norvège (de 0,8/100000 en 1985 à 1,1 en 2015 [112]), 50 % entre 2000 et 2019 en Allemagne (de 1 à 1,4 chez les hommes et 1,3 à 2,4 chez les femmes)[113],

111. Kang YJ, Smith M, Canfell K. Anal cancer in high-income countries: Increasing burden of disease. PLoS One. 2018 Oct 19; 13(10) : e0205105. Doi: 10.1371/journal.pone.0205105. Erratum in: PLoS One. 2019 May 8; 14(5): e0216884. PMID: 30339668; PMCID: PMC6195278. https://www.ncbi.nlm.nih.gov/pmc/articles/PMC6195278/

112. B T Hansen, S Campbell, M Nygård Long-term incidence trends of HPV related cancers, and cases preventable by HPV vaccination: a registry-based study in Norway BMJ Open 2018; 8:e019005. doi: 10.1136/bmjopen-2017-019005,

113. Registre allemand du cancer page 50 krebsdaten.de/Krebs/EN/Content/Publications/Cancer_in_Germany/cancer_chapters_2017_2018/cancer_germany_2017_2018.pdf? __blob=publicationFile

50 % aux USA (de 1,2 en 1985 à 1,9 en 2015) [114], 63 % en Grande-Bretagne (de 1,4 en 1995 à 2,4 en 2015)[115], 100 % au Danemark [116], 90 % en Australie (de 0,8 en 1982 à 1.5 en 2016) [117], 84 % aux Pays-Bas (0,45 en 1989 versus 0,83 en 2010) [118], 100 % en France)[119], 60 % en Italie entre 1983 et 2007[120], soit une moyenne globale de 50 % (35 % chez les hommes et 75 % chez les femmes) très probablement en rapport avec l'évolution des mœurs et en particulier la pratique de la sodomie. Notons qu'au total le cancer anal reste très rare, situé partout au-delà du vingtième rang de fréquence des cancers. Aux USA en 2022 le cancer anal ne compte que pour 9440 cas et 1670 morts parmi les 1,9 million de nouveaux cas de cancer, et près de 610 000 morts estimés par l'American Cancer Society.
À l'opposé, aucune augmentation d'incidence signifi-

114. Surveillance Epidemiology and End Results (SEER)13 Cancer Statistics Review, 1975-201

115. Incidence of anal cancer Cancer Research UK 2017

116. Nielsen, Munk C, Kjaer SK Trends in incidence of anal cancer and high-grade anal intraepithelial neoplasia in Denmark, 1978-2008. Int J Cancer. 2012 Mar1 ; 130(5):1168-73. doi : 10.1002/ijc.26115. Epub 2011 May 30,

117. Cancer in Australia 2017, page 81 can be downloaded for free from the AIHW website <http://www.aihw.gov.au/cancer-publications

118. ARC Handbooks of Cancer Prevention Vol. 10 : Cervix Cancer Screening. IARC Press. Lyon

119. Bouvier AM1, Belot A, Manfredi S, Jooste V, Uhry Z, Faivre J, Duport N, Grabar S ; French network of cancer registries FRANCIM. Trends of incidence and survival in squamous-cell carcinoma of the anal canal in France : a population-based study. Eur J Cancer Prev. 2016 May ; 25(3):182-7.

120. Ferlay J, Bray F, Steliarova-Foucher E and Forman D. Cancer Incidence in Five Continents, CI5plus : IARC CancerBase No. 9 [Internet]. Lyon, France : International Agency for Research on Cancer ; 2014. Available from : http://ci5.iarc.fr

cative n'a été observée en Espagne, en Israël, aux Indes, ni en Asie (Japon, Singapour).

Dans les pays où une augmentation de l'incidence a été constatée, elle est liée à deux sous-groupes à haut risque : les personnes pratiquant le sexe anal passif et les immunodéprimés.
Les autorités imaginent imposer une vaccination généralisée à risques pour protéger une minorité marginale, officiellement « *sans la stigmatiser* ». Vu le nombre très réduit de sujets à risque, est-ce raisonnable, ou bien est-ce l'intérêt marchand qui justifie cette apparente « gentillesse » masquant le désir de profit maximal, en instrumentalisant ces groupes très minoritaires ?
Les personnes prenant des traitements immunodépresseurs souffrent d'une **incidence du cancer anal 5 fois plus élevée** que la population globale[121], taux proche de celui des hétérosexuels infectés par le virus du sida (5,9) [122] [123].

---

121. Grulich AE, van Leeuwen MT, Falster MO, et al. Incidence of cancers in people with HIV/AIDS compared with immunosuppressed transplant recipients : a meta-analysis. Lancet 2007 ; 370(9581):59-67.
122. A. Nyitray MS Anal cancer and human papillomaviruses in heterosexual men CURRENT ONCOLOGY—volume 15, number 5 3 updates and developments in oncology 2008 multimed
123. Grabar S, Le Moing V, Goujard C, et al. Clinical outcome of patients with HIV-1 infection according to immunologic and virologic response after 6 months of highly active antiretroviral therapy. Ann Intern Med 2000 ; 133 : 401-10.

La pratique du sexe anal passif constitue le facteur causal le plus important[124] [125] [126] [127] et explique en partie le surrisque constant des femmes par rapport aux hommes hétérosexuels (risque multiplié par 1,5 à 3), et le risque **60 à 90 fois plus élevé des homosexuels masculins passifs** (incidence du cancer anal de 95/100000 culminant même à 130/100000 chez ceux qui sont en plus porteurs du virus HIV) [128].

Le cancer du canal anal, exceptionnel en France

En dehors de ces deux groupes à risque, le cancer du canal anal ne constitue pas un problème de santé publique. En France, il représente un peu plus d'un millième des cancers, (avec environ 479 cas enregistrés chez les hommes en 2018[129]) et **moins d'un**

124. Daling JR, Weiss NS, Hislop TG, Maden C, Coates RJ, Sherman KJ, et al. Sexual practices, sexually transmitted diseases, and the incidence of anal cancer. N Engl J Med 1987 ; 317(16): 973–7.
125. Holly EA, Whittemore AS, Aston DA, Ahn DK, Nickoloff BJ, Kristiansen JJ. Anal cancer incidence : genital warts, anal fissure or fistula, hemorrhoids, and smoking. J Natl Cancer Inst 1989 ; 81(22) : 1726–31.
126. Frisch M, Glimelius B, van den Brule AJ, Wohlfahrt J, Meijer CJ, Walboomers JM, et al. Sexually transmitted infection as a cause of anal cancer. N Engl J Med 1997 ; 337(19) : 1350–8.
127. Tseng HF, Morgenstern H, Mack TM, Peters RK. Risk factors for anal cancer : results of a population-based case–control study. Cancer Causes Control 2003 ; 14(9): 837–46.
128. Silverberg MJ, Lau B, Justice AC, Engels E, Gill MJ, Goedert JJ, et al. Risk of anal cancer in HIV-infected and HIV-uninfected individuals in North America. Clin Infect Dis 2012 ; 54(7) : 1026–34. Doi : 10.1093 cid/cir1012
129. Haut conseil de la Santé publique. Avis relatif aux recommandations vaccinales contre les infections à papillomavirus humains chez les hommes (19 février 2016).

millième de la mortalité par cancer chez l'homme. Pour avoir une idée de l'ampleur très relative du problème, rappelons la fréquence des cancers de la prostate (50430 nouveaux cas de cancer et 8115 décès en 2018), du poumon (31231 nouveaux cas et 22771décès en 2018) et du colon (23 216 nouveaux cas et 9 209 décès en 2018)[130]...

Comment justifier de faire courir les risques d'un vaccin expérimental à toute la population dans ces conditions?

Pour promouvoir la vaccination, les zélateurs de la vaccination obligatoire laissent entendre le possible lien de causalité entre infection à papillomavirus et cancer anal, arguant de l'association statistique réelle entre cette infection et le cancer. Mais association, concomitance ne signifient pas nécessairement lien de causalité, comme nous l'avons souligné dans le cas du cancer du col de l'utérus et l'aphorisme policier : "*Sur une scène de crime il y a aussi les témoins.*"

Facteurs associés au cancer anal

Le cancer du canal anal est multifactoriel et sa prévention doit prendre en compte tous les facteurs associés connus :

– séropositivité HIV
– traitements immuno-suppresseurs

130. https://www.santepubliquefrance.fr/maladies-et-traumatismes/cancers/cancer-du-sein/documents/rapport-synthese/estimations-nationales-de-l-incidence-et-de-la-mortalite-par-cancer-en-france-metropolitaine-entre-1990-et-2018-volume-1-tumeurs-solides-etud

– et les rapports passifs anaux déjà mentionnés précédemment.
D'autres facteurs statistiquement liés à ce cancer sont également susceptibles de favoriser sa survenue : infections sexuellement transmissibles, tabagisme [131] [132] [133] [134] [135], nombre des partenaires.
Tous ces facteurs sont liés entre eux, et l'établissement d'une suspicion de lien causal direct ne peut reposer que sur l'analyse multifactorielle des données d'une large population, analyse jamais réalisée à notre connaissance.

Compte tenu de l'extrême fréquence des infections HPV chez les personnes sexuellement actives et leur guérison spontanée habituelle chez les sujets non immuno- déprimés, elles pourraient tout aussi bien ne représenter qu'un marqueur d'activité sexuelle importante, susceptible, comme les microtraumatismes répé-

131. Daling JR, Sherman KJ, Hislop TG, Maden C, Mandelson MT, Beckmann AM, Weiss NS. Cigarette smoking and the risk of anogenital cancer. Am J Epidemiol. 1992 Jan 15 ; 135(2):180-9.
132. Nordenvall C, Nilsson PJ, Ye W, Nyrén O. Smoking, snus uses and risk of right- and left-sided colon, rectal and anal cancer : a 37-year follow-up study. Int J Cancer. 2011 Jan 1 ; 128(1):157-65.
133. Coffey K, Beral V, Green j, Reeves G, Barnes I ; Million Women Study Collaborators. Lifestyle and reproductive risk factors associated with anal cancer in women aged over 50 years Br J Cancer. 2015 Apr 28 ; 112(9):1568-74. doi : 10.1038/bjc.2015.89. Epub 2015 Mar 12.
134. Daling JR, Madeleine MM, Johnson LG, et al Human papillomavirus, smoking, and sexual practices in the etiology of anal cancer. Cancer. 2004 Jul 15 ; 101(2):270-80.
135. Holly EA, Whittemore AS, Aston DA, et al Anal cancer incidence : genital warts, anal fissure or fistula, hemorrhoids, and smoking. J Natl Cancer Inst. 1989 Nov 15 ; 81(22):1726-31

tés et les autres infections sexuellement transmissibles, de maintenir une inflammation locale chronique dont le rôle cancérigène est établi depuis longtemps.
Si les HPV ne constituent pas un facteur indispensable à l'apparition du cancer anal, il n'y a aucune raison que le vaccin puisse en diminuer le risque. L'expérience des Suédoises tend d'ailleurs à le confirmer puisque depuis leur vaccination massive, l'incidence de ce cancer a augmenté :

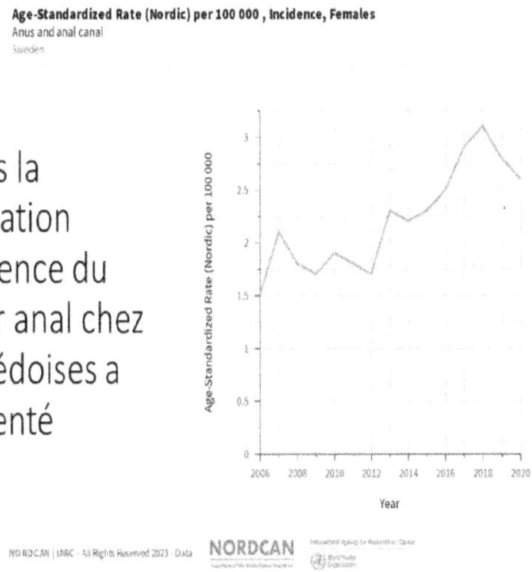

Prévention du cancer anal

Pour fonder les bases d'une prévention efficace, il faut prendre en compte l'ensemble des facteurs étiologiques possibles et non pas se limiter à promouvoir des vaccins qui n'ont toujours pas apporté la preuve de leur efficacité dans la prévention des cancers invasifs.

Prévention classique et efficace du canal anal

Les bases consensuelles sont les suivantes : utilisation du préservatif pour tous rapports, vaginal, buccal ou anal. Ne pas fumer et éviter de s'exposer à la fumée de tabac. Et si l'on se drogue, utiliser toujours des seringues à usage unique. En évitant la contamination par le HIV et les autres maladies sexuellement transmissibles, on diminue à coup sûr, par plus de 100 sur son risque de développer un cancer anal.

La surveillance anale régulière des personnes à risque afin de dépister et de détruire les condylomes pour arrêter leur progression locale, la contamination du ou des partenaires et leur transformation dysplasique[136].

Haut risque pour un vaccin expérimental dont la responsabilité n'est pas prouvée

Vacciner tous les Français en espérant ainsi protéger certaines minorités sexuelles représente actuellement un pari trop risqué et trop coûteux. Même si le vaccin était réellement efficace contre le cancer, combien pourrait-il sauver de malades parmi 60 morts annuels de ce cancer ? Avec quels effets secondaires, sur des millions de Français ? À un coût prohibitif (environ 300 millions d'€/an) pour une société qui n'a plus les

136. Commission Cancer Prévention https://www.cregg.org/wordpress/wp-content/uploads/2014/03/images-commission-prevention-cancer-fiche-anus.pdf

moyens d'assurer un accueil décent aux urgences, ni dans les EHPAD, ni en psychiatrie etc. Les drames du système de santé ne sont plus un mystère.
Et pour un bénéfice médical très incertain et possiblement négatif ! Le Gardasil pour protéger les garçons du cancer du canal anal ? Non, merci !

6.
Et si on inventait un nouveau prétexte pour augmenter le marché ?

À nouvelle cible marchande, nouveau scénario promotionnel ! La peur fait vendre ? Malheureusement, les hommes ne craignent pas le cancer de l'utérus. Effrayons-les avec les cancers ORL dus à la contamination par le sexe des femmes et promettons de les protéger avec notre vaccin ![137]
« *Les promesses sont pareilles aux vagues de la mer. Elles meurent aussi vite qu'elles naissent.* »[138] Et si la peur ne suffit pas, une bonne propagande, conçue par une agence d'influence, spécialisée, soutenue par la loi du mouton (la preuve sociale) et/ou une bonne obligation pour votre bien, et on a élargi le marché.

---

137. Ce scénario que nous avons inventé résume au plus près la communication des firmes pharmaceutiques.
138. Gilbert Sinoué, écrivain.

La recherche de marchés nouveaux, une obsession des commerciaux, y compris en santé

Traiter par médicament uniquement les malades n'est pas assez rémunérateur : si le traitement est efficace, il guérit le malade qui n'a plus besoin de traitement ; et si le traitement est inefficace, le malade meurt et c'est un client de moins. Aussi, depuis déjà plusieurs décennies, les fabricants de médicaments ne cherchent plus les drogues pour des maladies qu'il faut soigner, mais bien des substances qu'on pourrait faire prendre à toute la population *« pour la protéger »*. Depuis *Knock*, on ne compte plus les livres qui vous expliquent comment on « invente des maladies » [139], que ce soit en modifiant les normes des valeurs considérées comme normales (tension artérielle, cholestérol, glycémie, etc.), de nouvelles entités (en psychiatrie en particulier)[140] etc. Mais la prévention est encore meilleure à instrumentaliser, puisque qu'elle concerne tout le monde, les bébés, les vieillards, les immunodéprimés et tous les autres pour ne pas risquer de contaminer ces populations fragiles. Le business plan qui les concerne consiste à affirmer que le HPV est responsable des cancers ORL, qu'il peut être attrapé par tout homme dont la bouche approche le sexe des femmes, que la fréquence de ce vilain cancer explose, et que seul le vaccin peut les protéger de cette menace.

---

139. Jörg Blech, *Les Inventeurs de maladies. Manoeuvres et manipulations de l'industrie pharmaceutique*, Actes Sud, 2008.

140. Jean-Claude St-Onge, *Tous fous ? L'influence de l'industrie pharmaceutique sur la psychiatrie*, Écosociété, 2013, 372 p.

Un lien causal incertain, mais partout affirmé

Qu'importe la vérité, pourvu qu'on crée le marché. Comme pour les cancers du col de l'utérus et le cancer anal, les facteurs statistiquement liés aux cancers ORL sont multiples et dépendent en grande partie de la localisation tumorale précise[141] [142]: alcool, tabac, infection par virus de l'immunodéficience acquise (sida) ou virus d'Epstein Barr, bétel, amiante, maté, émanations d'acides, gaz moutarde, caoutchouc, formaldéhyde, poissons salés, poussière de bois, nickel, cuir et bois, solvants. Le HPV, pseudo-tueur présumé, est bien en grande compagnie. La présomption d'innocence n'a plus guère de place de nos jours, surtout si la dénonciation du coupable est rentable. HPV, plaidez coupable!

Depuis que le Gardasil est en vente, une série d'articles le plus souvent signés par des médecins liés aux firmes, a fleuri aux quatre coins du monde pour ajouter à cette liste les HPV, et focaliser l'attention sur les risques croissants des cancers ORL. Et les autres cofacteurs de risque sont oubliés ou minorés.

La plupart de ces articles sur les HPV ne font que comptabiliser les pourcentages de porteurs du virus HPV chez les malades de cancer ORL et attribuent sans vergogne la responsabilité du cancer au virus. Le virus est sur les lieux, c'est donc lui le coupable. Un

---

141. Haeggblom L Time to change perspectives on HPV in oropharyngeal cancer. A systematic review of HPV prevalence per oropharyngeal sub-site the last 3 years. Papillomavirus Res. 2017 Dec; 4 :1-11

142. Cavite buccale, Pharynx, Amygdale, Larynx, Rhinopharynx, Sinus, Fosses Nasale

peu comme si on affirmait que la couleur de mes yeux a été déterminée par celle du mouchoir que je porte presque toujours dans ma poche… Les détectives privés et enquêteurs de police vont sourire.

Liaisons dangereuses, pas forcément mortelles

Parmi ces articles, on trouve peu d'analyses multifactorielles qui permettraient d'attribuer à chaque facteur son poids statistique (son importance relative). L'étude de Gillison[143], dont le titre « Preuve du lien de causalité » parait bien présomptueux, fait tout de même exception et mérite d'être analysée. Elle démontre que le HPV est un facteur fortement lié au cancer, et de manière statistiquement indépendante.

Mais, en aucun cas, cette étude épidémiologique ne prouve que le HPV a créé le cancer. On pourrait aussi bien imaginer que le cancer traduit une intoxication tabagique ou alcoolique plus intense ou une immunité défaillante qui facilitent l'apparition ou la persistance de l'infection par HPV, ou que la tumeur cancéreuse constitue un merveilleux terrain de culture pour le HPV qui s'y installe dès qu'il la dépiste… Hypothèses certes hérétiques à l'aune du crédo Gardasil ; mais les adeptes du doute fertile, terreau sur lequel poussent les découvertes scientifiques, s'y retrouveront.

143. Gillison ML, et al. Evidence for a causal association between human papillomavirus and a subset of head and neck cancers. J Natl Cancer Inst 2000 ; 92 :709. Notez que cet auteur est consultant rémunéré pour Merck, GlaxoSmithKline,, Amgen,, Bristol-Myers Squibb et que ses recherches sont financées par le laboratoire

Ni petites souris, ni simples cellules de laboratoire

Il a été démontré que les oncoprotéines E6 et E7 du vaccin de sérotype HPV16 pouvaient inactiver les protéines p53 et pRb, facilitant l'immortalisation de kératocytes[144] [145], mais cette expérience intéressante ne tient pas compte des réactions de l'organisme humain, alors que l'évolution d'une tumeur dépend, avant tout, de la réaction tumeur/hôte. Personne n'a jusqu'ici réussi à faire apparaître un cancer ORL en badigeonnant la zone concernée par une solution concentrée de virus. De plus, la prévalence de HPV16 dans la sphère ORL varie beaucoup d'un pays à l'autre, estimée seulement à 1,6 % chez les Américains [146] contre 20 % en Italie [147], alors que les fréquences des cancers ORL y sont comparables. (3,1 vs 3,7)[148].

Une promotion hollywoodienne

Pour faire connaître le prétendu lien de causalité entre virus et cancer, et le risque de contamination des

144. Cellule de la peau contenant de la kératine, cellule de la couche superficielle.
145. Serge J. Smeets Immortalization of oral keratinocytes by functional inactivation of the p53 and pRb pathways https://doi.org/10.1002/ijc.25474
146. M.L. Gillison, T.Broutian,R.K.Pickard,Z.Y.Tong,W.Xiao,L.Kahle,e-tal.,Pre valence of oral HPV Infection in the United States,2009–2010,JAMA307 (2012)693–703.
147. LorenaBaboci Low prevalence of HPV-driven head and neck squamous cell carcinoma in North-East Italy PapillomavirusResearch2(2016)133–140
148. Marianna De Camargo Cancela, « Les cancers de la cavité buccale et de l'oropharynx dans le monde. Incidence internationale et classification TNM dans les registres du cancer », Médecine humaine et Pathologie. Université Claude Bernard - Lyon I, 2010.

hommes par les femmes sur toute la planète au-delà du milieu médical, une vedette de cinéma, un sex-symbol mondialement connu, est irremplaçable.

La pub pour le Gardasil comme pour le café

Cette technique utilisée avec grand succès pour une certaine marque de café en capsules, ou pour des lunettes avec Johnny, a été reprise par les promoteurs de la recherche du gène de sensibilité au cancer du sein et de l'amputation préventive des seins et des ovaires, qui ont exhibé Angelina Jolie. Nous ne savons pas toutefois si le succès de la promotion de l'amputation préventive des seins a été aussi efficace que pour notre pause-café ou les célèbres lunettes.

Les hommes vont trouver leur modèle : Hollywood ou l'ASCO ?

Les avocats du Gardasil, ou bonimenteurs pour homme hétérosexuel, ont utilisé l'interview de Michael Douglas attribuant publiquement[149] son cancer ORL au virus HPV qu'il aurait, d'après lui, contracté lors de cunnilingus[150] !
Son rôle pour la propagande du vaccin contre l'infection à HPV a été ensuite sacralisé lors de sa réception à la grand-messe annuelle de la chimiothérapie de l'ASCO[151]. Certes, il a ensuite reconnu que son cancer

149. Dans une interview au *Guardian*.
150. Sa première épouse a depuis précisé qu'elle n'était pas porteuse de HPV !
151. American Society of Clinical Oncology.

n'était finalement pas dû au HPV[152], mais seulement après la diffusion du message publicitaire. La politique devient théâtre et la médecine, cinéma. Les messages publicitaires et mensongers pour inciter à la pseudo-vaccination anti-Covid, instrumentalisant petits-enfants et grands-parents l'ont démontré tristement depuis deux ans.

La propagande hollywoodienne pour le Gardasil a été diffusée dans le monde entier par la télévision, la presse médicale et grand public, les sociétés savantes. Est-ce qu'un cas particulier – fut-il vrai, ce qui n'était pas le cas –, devait convaincre les 40 000 cancérologues qui s'entassent chaque année dans ce congrès mondial, pour écouter des communications « scientifiques » sur des cohortes de patients ou des essais cliniques supposés de qualité ? Hollywood ou le congrès scientifique mondial, où chaque médecin espère aller pour avoir les informations les plus fondées. Un selfie avec Michaël en prime ? Ou un rôle dans la prochaine série ?

Pour la petite histoire, et sourire un peu dans ce monde sordide, il faut signaler que dans les couloirs du congrès « très sérieux » d'hommes bien cravatés et élégants, très chics, on entendait des commentaires flatteurs admirant la longueur de la langue de Michaël pour avoir atteint le col utérin de sa partenaire. Les mâles avaient trouvé là un nouvel appendice pour se comparer.

---

152. Dans une interview accordée à la chaîne britannique ITV.

La menace croissante du cancer de la tête et du cou liée au HPV?

Une fois ancré dans les esprits que les hommes hétérosexuels seraient aussi menacés par ce cancer à cause de ce virus, il fallait convaincre ceux-ci de la réalité de la croissance de la menace. Or celle-ci est peu évidente, lorsqu'on consulte les registres du cancer, **qui soulignent presque tous la baisse régulière et importante de l'incidence des cancers ORL**[153], grâce à la diminution du tabagisme, de l'alcoolisme et des règles de sécurité dans les professions exposées aux toxiques cancérigènes.

Ainsi selon l'INCa [154], « *l'incidence de ces cancers a fortement diminué chez l'homme depuis 1980, et cette tendance s'est accentuée après 2005,* ***le taux d'incidence standardisée est passé de 40 en 1980 à 16,1 cas en 2012.*** »

Les auteurs, partisans de la vaccination, ont donc alerté leurs confrères sur cette progression considérable du risque des cancers déclarés spécifiques du HPV prophétisant même que « *ces cancers allaient devenir la première menace par cancer ORL dans dix à quinze ans.* »

Leur boule de cristal doit être de première qualité.

Les prédictions sont toujours incertaines en médecine

153. Bosetti C, Carioli G, Santucci C, Bertuccio P, Gallus S, Garavello W, Negri E, La Vecchia C. Global trends in oral and pharyngeal cancer incidence and mortality. Int J Cancer. 2020 Aug 15; 147(4):1040-1049. doi: 10.1002/ijc.32871. Epub 2020 Jan 30. PMID: 31953840.

154. *Les cancers en France*, collection « Les Données », ouvrage collectif édité par l'INCa, 2015.

(comme ailleurs). Ne nous avait-on pas promis, il y a plus de quinze ans, que les thérapies ciblées allaient guérir les vilains cancers et reléguer chirurgie, chimiothérapie et radiothérapie aux oubliettes de l'Histoire ? Le cancer devait disparaître en 2010, entendait-on au journal de 20 heures de 2005 de la bouche d'un célèbre cancérologue, qui passe toujours et souvent à la TV. Depuis, les résultats avérés des traitements ciblés marginalisent complètement leurs indications, et l'industrie préfère miser sur un nouveau mirage, celui de l'immunothérapie.

Hors de la vaccination, point de salut ?

Une fois le lien de causalité martelé dans les esprits et la menace du cancer ORL agitée, les apôtres de la vaccination promettent que, grâce à elle, le cancer nous épargnera[155] [156] [157]. Le CDC [158] et le Centre International contre le cancer de Lyon[159] conseillent la vaccination. Honteux !
Pourtant, toute cette propagande repose uniquement sur la diminution constatée du risque d'infection aux

---

155. R Herrero Reduced Prevalence of Oral Human Papillomavirus (HPV) 4 Years after Bivalent HPV Vaccination in a Randomized Clinical Trial in Costa Rica Plos one July 17, 2013
156. D Salomon HPV : « le vaccin protège aussi contre les cancers de la bouche et de la gorge destination », santé.com (18/07/2013).
157. VACCIN anti-HPV : Efficacité confirmée contre les cancers de la gorge Santé log
158. Dont nous avons montré les raisons de sa propagande constante dans le chapitre 9.
159. CIRC, 18 juillet 2013. Nous avons montré les raisons de son attitude dans le chapitre 9.

souches de HPV ciblées par le vaccin. Pas les moindres prémices du début d'un élément de preuve d'efficacité contre le cancer invasif.

Une étude suédoise[160] sur la prévalence de l'infection orale par HPV montre que « *la prévalence de l'infection orale au HPV, avec prédominance du HPV 16, était similaire chez les garçons et les filles, mais chez les jeunes femmes, l'infection était plus fréquente chez celles qui ont également été trouvées dans le tractus génital.* »

Et conclut :

> « Ces données soulignent l'importance de l'investigation pour déterminer si les vaccins actuels contre le HPV préviennent également l'infection orale au HPV (…) **À ce jour, aucune donnée ne permet d'évaluer son efficacité contre les cancers ORL et des études épidémiologiques de suivi sont nécessaires**. »

Comme tous les registres du cancer des pays à fort taux de couverture vaccinale montrent que depuis la généralisation de la vaccination, l'incidence des cancers invasifs du col utérin a augmenté, tandis que les taux d'infection génitales aux HPV 16 et 18 diminuait, **on a toutes les raisons d'être inquiet pour les hommes qui se vaccineront.**

L'analyse comparative selon les sexes de l'incidence des cancers de l'oropharynx en Norvège renforce la

160. Du J, Nordfors C,Prevalence of oral human papillomavirus infection among youth, Sweden. Emerg Infect Dis. 2012 Sep ; 18(9) :1468-71

méfiance. En effet, d'après Nordcan, de 2007 à 2020, période de vaccination des femmes, **l'incidence du cancer de l'oropharynx chez les femmes norvégiennes[161] a doublé** (de 1 à 2) alors que durant la même période celle des hommes n'a augmenté que de 52 % (de 4,1 à 6,3). Le vaccin anti HPV administrée aux norvégiennes durant cette période parait donc incapable de diminuer le risque de cancer de l'oropharynx. Alerte à suivre.

« *D'abord ne pas nuire* », professait Hippocrate. Mais c'était il y a 25 siècles, lorsque les décisions médicales reposaient sur les connaissances du moment, le respect de la personne humaine, et étaient prises à l'issue du colloque singulier entre le médecin et son malade.

Dans le monde nouveau, le médecin, nommé robot, est censé obéir aux ordres des ARS, agences régionales de santé, bras armé du ministère, selon les prescriptions de l'INCa et du plan cancer[162], en attendant d'obéir à plus robot que lui, le mythe de l'intelligence artificielle, (probablement encore mieux contrôlé par les lobbys que les docteurs, dont certains sont encore des moutons noirs).

Devront- ils dire plus tard, pour se défendre : « *Je n'ai fait qu'obéir aux ordres* », comme le répétaient constamment les médecins accusés de Nuremberg ?

161. Qui ont été l'objet du programme de vaccination (on n'ose plus dire bénéficiées).

162. Voir Nicole Delépine, *Le cancer, un fléau qui rapporte*, Michalon, 2013.

Est-ce raisonnable de vouloir imposer un vaccin à risque pour des pathologies très marginales et peu tueuses [163] ?

163. Moins de soixante décès annuels.

7.
Une surveillance post AMM insuffisante et la réalité des effets délétères du Gardasil

Le plus sûr moyen de ne rien voir est de ne pas regarder, ou seulement au travers de lunettes aveugles.

> « Les médias de masse et les trois singes sages : c'est une ancienne icône sacrée dont la signification originale est "Ne pas voir le Mal, ne pas entendre le Mal, ne pas dire le Mal", alors qu'on le traduit habituellement par "ne rien voir, ne rien entendre, ne rien dire". Voici la signification ancienne authentique du symbole, et pourquoi cette signification a intentionnellement été dénaturée. L'Élite et les médias nous ont appris qu'il est préférable de feindre l'ignorance devant la conduite fautive des autres plutôt que de la dénoncer. Le problème est que "fermer les yeux" sur la mauvaise conduite des autres n'est pas la signification authentique ou le message spirituel original oriental. C'est une signification de remplacement fausse et corrompue. »[164]

164. http://taoetspiritualite.fr/les-medias-de-masse-et-les-trois-singes-sages-2

AMM pony express et surveillance post AMM

En contrepartie de l'allègement des essais que procure l'examen rapide en vue de l'AMM en procédure accélérée[165], les firmes doivent fournir aux agences des études post AMM, confirmant l'efficacité et l'innocuité du médicament et s'y engager.
De fait, ces études ne sont souvent ni réalisées, ni remises à l'agence, et particulièrement lorsque les résultats sont contraires aux intérêts de l'entreprise. Certes, en cas de non-présentation de ces essais, l'entreprise risque une suspension de son AMM, mais cette sanction légale théorique n'est pratiquement jamais appliquée.
Tous les rapports[166] [167] [168] de l'office américain chargé de vérifier l'intégrité en recherche[169], montrent que **la FDA ne s'acquitte pas de ses responsabilités concernant le suivi des études post AMM**. Le dernier rapport[170] [171] souligne que :

---

165. Approbation accélérée, désignation thérapeutique novatrice, désignation rapide et examen prioritaire.
166. Qu'il s'agisse de celui de 2006, de 2009 ou de 2016.
167. GAO report NEW DRUG APPROVAL FDA Needs to Enhance Its Oversight of Drugs Approved on the Basis of Surrogate Endpointsou septembre 2009
168. Owen Dyer FDA fails to monitor fast tracked drugs after approval,says US watchdog BMJ 2016; 352:i371
169. Government Accountability Office ou GAO.
170. United States Government Accountability Office: FDA expedites many applications, but data for post-approval oversight need improvement. 14 Jan 2016 www.gao.gov/products/GAO-16-192.
171. Rita Rubin, MA FDA Fails to Adequately Track Safety of Expedited Drugs JAMA. 2016; 315(10):970.

> « La FDA ne dispose pas de données fiables et facilement accessibles sur les problèmes de suivi, ni des études post-commercialisation nécessaires pour respecter certaines responsabilités en matière de rapports de sécurité et pour mener une surveillance systématique. »

Pourtant, qui est responsable de la sécurité sanitaire aux USA, si ce n'est la FDA créée dans ce but, et développée suite au scandale du distilbène et de la thalidomide et des bébés nés sans bras, ni jambes ?[172]
Dans l'étude récente de Alison M. Pease[173], un tiers des études de suivi promises ne sont pas réalisées, et **moins de 10 % des AMM accordées par la FDA, selon des critères substitutifs, seront finalement confirmées,** dans un délai médian de 5,5 ans, par des essais randomisés prospectifs !
Ainsi **même les critères allégés ne seront pas confirmés dans neuf études sur dix,** mais l'AMM continuera à être attribuée, valable, et même à être élargie. Comment les citoyens peuvent-ils se sentir en sécurité et les médecins faire semblant de croire à la médecine des preuves et à la sincérité des études, comme ils le racontent à longueur de tweets ou de posts sur Facebook ? [174]

---

172. Voir Nicole Delépine, *La face cachée des médicaments*, Michalon, 2011.
173. Alison M. "Pease Postapproval studies of drugs initially approved by the FDA on the basis of limited evidence" systematic review BMJ 2017; 357:j1680
174. Se permettant de surcroît des insultes à des collègues pour leurs croyances en d'autres thérapies valables ou non. La première des choses est de s'appliquer à soi-même ce qu'on exige des autres, la rigueur scientifique et de ne pas mentir à nos patients sur la rigueur des autorisations de mise sur le marché. Certains sauvent l'honneur, mais ils prêchent dans le désert.

Le cancer du col induit (éventuellement) par le virus papilloma humain diffère de toute façon de la plupart des autres maladies évitables par la vaccination, en ce que les cancers à prévenir se produisent **naturellement une à plusieurs décennies après l'infection que l'on évoque comme possiblement causale.**
Une surveillance prolongée après la mise en œuvre du vaccin aurait dû être mise en place, car indispensable pour mesurer les gains espérés en matière de prévention du cancer invasif, pour voir si des souches de HPV non ciblées par le vaccin prennent la place des souches visées, et estimer si des mutants de remplacement apparaissent, enfin pour documenter les effets indésirables éventuels à court, moyen et long terme. Bref, pour évaluer correctement ce nouveau médicament, selon les bonnes pratiques de la science.

Moyens d'évaluation en complément des agences chargées de la sécurité

De nombreux pays ont mis en place des registres de vaccination contre le HPV pour déterminer la couverture vaccinale. Par ailleurs, des registres des cancers permettant de suivre l'évolution de l'incidence des cancers invasifs dans une population existent depuis fort longtemps dans beaucoup de contrées.
En France, les données de l'assurance maladie qui englobent la quasi-totalité de la population (puisque

tous les cancéreux ainsi que les malades chroniques sont pris en charge à 100 %, donc répertoriées) permettraient théoriquement de comparer directement l'incidence des complications éventuelles entre les vaccinées et les non-vaccinées.
Curieusement, les résultats de ces différents types de données ne sont jamais croisés, en tous cas jamais rendus publics, alors qu'une telle comparaison permettrait d'estimer en temps réel l'efficacité de la vaccination sur son seul but utile aux femmes, la prévention du cancer invasif et sa toxicité. Les registres du cancer proprement dits ne sont en cours de mise au point, sur l'ensemble du territoire national que depuis le début des plan cancer, soit en 2003. Néanmoins, l'INCa née véritablement en 2005, sort régulièrement des taux d'incidence et mortalité par cancer consultables sur internet.

Recueil des effets indésirables de degré variable

Tout médecin sait qu'aucun traitement actif n'est exempt de complications et que le recueil et l'analyse des effets secondaires est indispensable aux bonnes indications thérapeutiques.
Or, pour le Gardasil (comme pour les autres vaccins rendus obligatoires à partir de janvier 2018), on assiste à chaque fois, à la négation complète des effets indésirables possibles. Pour Agnès Buzyn, ex-ministre de la Santé, que ce soit à la TV ou au

Parlement, « *les vaccins sont sûrs* »[175] et il n'y a pas de complications qui méritent d'en parler. C'est sur ces affirmations péremptoires dans l'hémicycle et l'argument d'autorité, fake news typiques, que les députés ont voté l'obligation de onze vaccins pour les enfants nés après le 1er janvier 2018, et risquent de voter l'obligation du Gardasil, si l'information sur les faits avérés ne leur arrivent pas à temps.
Comme le constatait récemment V. Prasad, oncologue américain, veilleur des traitements anticancéreux en particulier, [176] pour les drogues anticancer, la philosophie de nos agences de sécurité sanitaire semble se résumer à : « *Vous n'avez pas besoin de savoir si ce traitement améliore la qualité ou la durée de vie* ».

175. Ses liens d'intérêt étroits avec l'industrie laissent rêveur.
176. Vinay Prasad : Do cancer drugs improve survival or quality of life? You don't need to know, according to our broken regulatory system BMJ 2017 ; 359: j4528. Lanceur d'alerte infatigable, professeur d'oncologie à Chicago, à suivre quotidiennement sur les réseaux sociaux : @vinayprasad18.

Effets secondaires parfois graves voire mortels du Gardasil
L'examen des registres étrangers de suivi de vaccination[177] [178] [179] [180] [181] [182] [183] [184] montre que les complications constatées après vaccination anti HPV sont nombreuses, contrairement aux dires des campagnes publicitaires et politiques.
Dans les registres du VAERS répertoriant les accidents liés aux vaccins aux USA, cette vaccination anti HPV était la plus souvent incriminée, avant la pandémie Covid-19 qui bat maintenant tous les records. Elle constituait **la première cause d'indemnisation financière pour vaccination aux USA**, jusqu'à ce que, pro-

177. Medicines and Healthcare products Regulatory Agency (MHRA). Paper provided by MHRA for Joint Committee on Vaccination and Immunisation June 2010: Vaccine associated suspected adverse reactions reported via the Yellow Card scheme during 2009 [cited 2011 July 17].
178. Irish Medicines Board (IMB). Update on national monitoring experience with Gardasil. 11th November 2010 [cited 2011 July 17]
179. Lawrence G, Annual report: Surveillance of adverse events following immunisation in Australia, 2007. Commun Dis Intell. 2008; 32(4)371 – 87.
180. Menzies R, Mahajan D, Gold MS, Roomiani I, McIntyre P, Lawrence G. Annual report: Surveillance of adverse events following immunisation in Australia, 2008. Commun Dis Intell. 2009; 33: 365 – 81.
181. Mahajan D, Roomiani I, Gold MS, Lawrence GL, McIntyre PB, Menzies RI. Annual report: Surveillance of adverse events following immunisation in Australia, 2009. Comm Dis Intell. 2010; 34:259 – 76.
182. Slade BA, Leidel L, Vellozzi C, Woo EJ, Hua W, Sutherland A, et al. Postlicensure safety surveillance for quadrivalent human papillomavirus recombinant vaccine. JAMA. 2009; 302: 750 – 7
183. Medicines and Healthcare productsRegulatory Agency (MHRA). Paper provided by MHRA for Joint Committee on Vaccination and Immunisation June 2009: Vaccine associated suspected adverse reactions reported via the Yellow Card scheme during 2008 [cited 2011 July 17].
184. Database of the Netherlands Pharmacovigilance Centre Lareb. Overview adverse events following immunization in association with Cervarix. February 3, 2010 [cited 2011 July 24].

bablement les indemnisations post injection génique anticovid ne la dépassent largement.

Ce graphique montre les **effets indésirables** signalés chez les 6-17 ans. Notez l'augmentation en 2007 lors de l'introduction du **Gardasil** et des vaccins **HPV**, augmentation aujourd'hui totalement submergée par 2 mois de vaccination chez les 12-17 ans. Principe de précaution anyone?

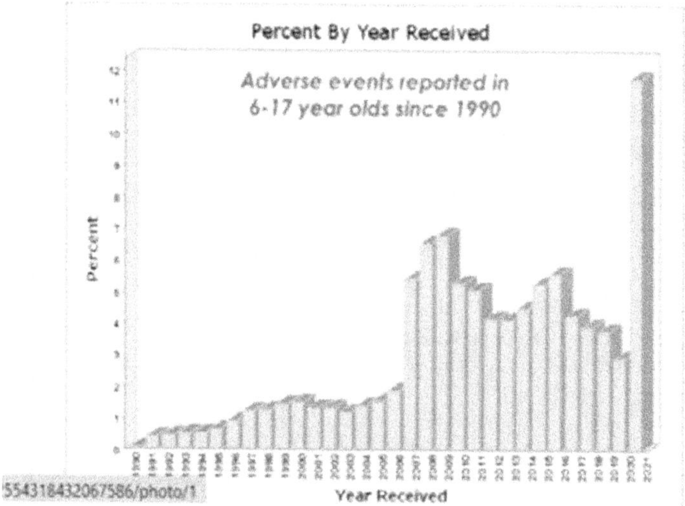

En mars 2012, le Vaccine Adverse Reporting System (VAERS) rapportait 25 548 événements indésirables et plus de 100 décès en rapport direct avec le vaccin antiHPV. Le VAERS, en juin 2018, énumérait 58 490 complications après vaccination anti HPV aux USA dont 44 194 liées au Gardasil 4, 8 363 au Gardasil 9 et 4 284 au Cervarix. L'ensemble des vaccins anti HPV était lié à 430 morts, 927 complications menaçant la vie, et 2739 séquelles invalidantes sévères.
Mais on continue !

Au 28 février 2023, le VAERS contient plus de 73 091 rapports de réactions au vaccin contre le VPH, **dont 622 décès**, 7 378 hospitalisations et 3 501 conditions invalidantes. Près de 56 % des événements indésirables graves sont survenus entre l'âge de 6 et 17 ans.[185] [186] [187]

En 2014, l'ANSM reconnaissait que depuis la commercialisation en France du Gardasil et jusqu'au 20 septembre 2013,

> « 5,5 millions de doses ont été distribuées. 2092 notifications d'effets indésirables médicalement confirmées, dont 503 graves [188], ont été recueillies et analysées. La majorité de ces notifications (76 %) correspond donc

185. HPV Vaccine Injury and Death - National Vaccine Information Center (NVIC)

186. Tomljenovic L, Shaw CA. Death after Quadrivalent Human Papillomavirus (HPV) Vaccination : Causal or Coincidental ? *Pharmaceutical Regulatory Affairs : Open Access* 2012, S12 : 001

187. March 2023, 754 claims have been filed to the federal Vaccine Injury Compensation Program (VICP) for 20 deaths and 734 injuries that occurred after HPV vaccination. To date, the U.S. Court of Claims has compensated 163 of the children and adults who filed claims for HPV vaccine injuries.
For example, an HPV vaccine injury claim was filed and awarded by the VICP for Christina Tarsell. Christina was a 21-year-old college student majoring in studio arts at Bard College when she received a series of three Gardasil shots. A talented athlete, artist and honor roll student, she died suddenly and without explanation shortly after the third shot in June 2008. Ten years later, in 2018, the government conceded the case and awarded compensation to her mother for Christina's vaccine-related death.

188. L'effet indésirable grave est définit par l'article R5121-152 du code de la Santé Publique comme un effet indésirable létal, ou susceptible de mettre la vie en danger, ou entraînant une invalidité ou une incapacité importantes ou durables, ou provoquant ou prolongeant une hospitalisation, ou se manifestant par une anomalie ou une malformation congénitale.

> à des cas non graves (douleurs au site d'injection par exemple). Quant aux manifestations auto-immunes, qui ont fait l'objet d'une attention particulière dans ce nouveau bilan, leur nombre reste faible au regard de la population exposée (127 cas notifiés en France dont 17 cas de sclérose en plaques, depuis le début de la commercialisation). »

Mais l'actualisation n'est pas disponible actuellement sur le site de l'ANSM.

Parmi la liste des complications liées au Gardasil les plus fréquentes figurent les allergies et les accidents anaphylactiques, les morts, les complications neurologiques (convulsions, paresthésies, paralysies, syndrome de Guillain Barré[189], myélite transverse, paralysies faciales), le syndrome de fatigue chronique[190] [191], le syndrome de tachycardie orthostatique posturale, les thromboses profondes et les embolies pulmonaires[192], les pancréatites, l'insuffisance ova-

189. Picotements, fourmillements, faiblesse musculaire voire paralysie dans les mains et les pieds, paralysie des membres inférieurs le plus souvent transitoires (parfois plusieurs semaines ou mois).
190. Brinth L Suspected side effects to the quadrivalent human papilloma vaccine. Dan Med J. 2015 Apr; 62(4): A5064.
191. Agmon-Levin N Chronic fatigue syndrome and fibromyalgia following immunization with the hepatitis B vaccine: another angle of the 'autoimmune (auto-inflammatory) syndrome induced by adjuvants' (ASIA). Immunol Res. 2014 Dec; 60(2-3):376-83. doi: 10.1007/s12026-014-8604-2.
192. Barbara A. Slade, Postlicensure Safety Surveillance for Quadrivalent Human Papillomavirus Recombinant Vaccine JAMA. 2009; 302(7):750-757. August 19, 2009.

rienne prématurée [193]et les maladies auto-immunes[194]. Les accidents allergiques (tels que bronchospasme, urticaire) sont mentionnés dans la notice du vaccin de santé Canada[195] qui rappelle qu'en cas de « *grave réaction allergique comme une démangeaison, une éruption cutanée, de l'urticaire, une boursouflure du visage et des lèvres, un serrement dans la poitrine, un essoufflement ou une respiration sifflante* », il faut cesser immédiatement la vaccination et solliciter sans délai des soins médicaux, car ces accidents peuvent entraîner la mort comme dans un cas américain récemment jugé aux USA.

Les complications neurologiques les plus connues revêtent divers degrés de gravité

Dès 2009, des neurologues australiens avaient les premiers, rapporté une possible association entre cette vaccination et la survenue d'une pathologie neurologique par atteinte de la myéline, sorte de gaine autour des fibres nerveuses[196].
Le Dr Barnett et ses collègues du Brain and Mind Research Institute de l'université de Sydney avaient rapporté dès 2009 cinq cas d'épisode démyélinisant,

193. Colafrancesco S Human papilloma virus vaccine and primary ovarian failure: another facet of the autoimmune/inflammatory syndrome induced by adjuvants. Am J Reprod Immunol. 2013 Oct; 70(4) :309-16.
194. Center Disease Control américain, de moins en moins indépendant.
195. https://sante.canoe.ca/drug/getdrug/gardasil
196. « Vaccin HPV Gardasil: des effets indésirables neurologiques connus depuis 2009 », par Marc Gozlan (25/11/ 2013).

multifocal ou atypique, survenus dans les 28 jours suivant l'administration du vaccin HPV[197] [198]. Rapportés dans la revue *Multiple Sclerosis*, ces cas cliniques post-vaccination avec atteinte des membres, du nerf optique, du tronc cérébral ou de la moelle épinière, étaient survenus chez des adolescentes âgées de 16 à 26 ans à la suite de la 2e ou 3e injection de Gardasil. Une récupération complète ou quasi-complète avait été observée chez toutes les patientes, soit spontanément, soit à la suite d'un traitement par corticoïdes par voie intraveineuse.
L'alerte de nos confrères était tombée dans le vide…

D'autres cas similaires post-vaccination avaient été rapportés en 2009 et 2010 dans le monde (Allemagne, Espagne, Autriche, États-Unis), notamment des cas avec atteinte cérébrale avec atteintes multifocales de la substance blanche (encéphalopathie aiguë démyélinisante) après administration de ce même vaccin HPV quadrivalent Merck. L'âge de début de cette affection neurologique centrale était en moyenne de 17 ans, avec des extrêmes se situant entre 15 et 26 ans. Sur 5 cas confirmés de sclérose en plaques, 4 avaient un fort degré de certitude diagnostique. Ces épisodes étaient survenus entre 14 et 92 jours après injection,

---

197. Soit dans l'année qui a suivi le début de la grande campagne de vaccination.

198. Mult Scler. 2009 Jan ; 15(1):116-9. doi : 10.1177/1352458508096868. Epub 2008 Sep 19.
Sutton I, Lahoria R, Tan I, Clouston P, Barnett M.CNS demyelination and quadrivalent HPV vaccination.

en moyenne 73 jours après, dans trois cas après la première injection, dans un cas après la 2e, dans un autre cas après la 3e.

Les complications neurologiques sont parfois relativement bénignes, qu'il s'agisse de convulsions, de paresthésies (picotement, fourmillement, sensation de froid en l'absence de toute stimulation), de dysesthésies (engourdissement des extrêmités ou impression de marcher sur du coton ou du sable, parfois sensation de chaleur ou de brûlures, de douleurs parfois à prédominance nocturne). Le degré de gravité dépendra de leur durée dans le temps.

D'autres sont plus invalidantes, tel que **le syndrome de fatigue chronique**[199] [200] [201] : fatigue persistante et inexpliquée d'apparition brutale, entraînant un malaise généralisé, avec détérioration rapide et importante de la santé souvent associée à des douleurs musculaires et articulaires.

Le retentissement dans la vie courante de ces symptômes est dramatique et transforme ces jeunes filles en pleine forme au moment de la vaccination en malades

199. Brinth L Suspected side effects to the quadrivalent human papilloma vaccine. Dan Med J. 2015 Apr; 62(4): A5064.

200. Brigden A, Barnett J, Parslow RM, Beasant L, Crawley E. Using the internet to cope with chronic fatigue syndrome/myalgic encephalomyelitis in adolescence: a qualitative study. BMJ Paediatr Open. 2018 Aug 23;2(1):e000299. doi: 10.1136/bmjpo-2018-000299. PMID: 30167477; PMCID: PMC6109806.

201. Agmon-Levin N Chronic fatigue syndrome and fibromyalgia following immunization with the hepatitis B vaccine: another angle of the 'autoimmune (auto-inflammatory) syndrome induced by adjuvants' (ASIA). Immunol Res. 2014 Dec; 60(2-3):376-83. Doi: 10.1007/s12026-014-8604-2.

chroniques, gâchant leur vie, celles de leurs familles qui se sentent responsables d'avoir autorisé, voire réclamé ou conseillé la piqûre tragique.

> « Meriem est atteinte de myasthénie, une maladie auto-immune rare qui attaque les muscles. Sans son traitement, chaque mouvement la fatigue au point que marcher mais aussi parler ou mâcher devient insurmontable. La première fois que la maladie s'est manifestée, Meriem était à un concert. **"Au bout de deux heures, mes jambes ne me portaient plus. J'ai eu soudain très chaud et je me suis effondrée"**, raconte la jeune fille. C'était le 18 juin 2011. Douze jours auparavant, Meriem recevait la troisième injection du vaccin Gardasil. » [202]

Parmi ces complications neurologiques, des **paralysies faciales** déforment le visage et exposent l'œil par non-fermeture des paupières, et rendent la vie courante insupportable, surtout chez des jeunes filles ou jeunes femmes si préoccupées de leur apparence.

L'encéphalite progressive auto-immune [203], dramatiquement illustrée par le cas de Marie Océane, est la première plainte française à avoir été médiatisée (un peu).

---

202. Valérie Xandry, « Si ce n'est pas le Gardasil, d'où vient ma maladie? » France Info (22/04/2014).
203. D'après R. Simon Gouin : « Gardasil, Hépatite B, adjuvants... Les vaccins peuvent-ils aussi nuire à notre santé? » *Basta net*, 10 juin 2015.

« Quelques semaines après la première injection, Marie-Océane ressent des picotements, perd l'équilibre, vomit. Suite à la deuxième injection, la jeune fille est victime d'une attaque cérébrale. Quatre autres suivront. “Elle est tombée dans le coma et a fait une paralysie faciale, raconte son père. À un moment donné, elle a perdu l'usage des jambes, la vue et une partie de l'audition. Hospitalisée pendant un an, les médecins craignent d'abord une sclérose en plaques (SEP). C'est finalement une encéphalomyélite aiguë disséminée qui est diagnostiquée.” Marie-Océane passe son année de troisième à l'hôpital. Son sang est filtré pour éviter que son cerveau ne s'enflamme. Elle se déplace pendant plusieurs semaines dans un fauteuil roulant. Après une étude de six mois, menée par des neurologues mandatés par la Commission de conciliation et d'indemnisation de l'Oniam (l'Office national d'indemnisation des accidents médicaux), **le verdict tombe : un lien direct est établi entre les symptômes de Marie-Océane et sa vaccination au Gardasil**. Et cela, malgré la détermination des avocats de Sanofi qui ont tenté d'influencer les experts afin qu'ils renoncent à l'emploi du terme **“imputabilité”**. »[204]

Ces graves effets secondaires seraient de mécanisme auto-immun. Ces événements seraient liés à une condition médicale relativement nouvelle appelée syndrome auto-immun/inflammatoire induit par les

204. Page Facebook « Danger Gardasil » de Jean Bourguignon père de Marie-Océane et « les filles et le Gardasil ».

adjuvants (ASIA). En 2011, le Dr Yehuda Shoenfeld, fondateur et directeur du Centre Zabludowicz pour les maladies auto-immunes en Israël, ont publié un article associant quatre conditions médicales – le syndrome de la guerre du Golfe (GWS), le syndrome de myofasciite à macrophages (MMF) (un syndrome précédemment lié à l'utilisation d'adjuvants à l'aluminium), la siliconose (une condition liée aux implants mammaires en silicone) et les phénomènes post-vaccinaux (maladie chronique consécutive à la vaccination) à une exposition antérieure à un adjuvant.

Le Dr Shoenfeld [205]a noté que les patients souffrant de ces conditions présentaient des symptômes cliniques très similaires, puis ont établi un lien entre l'adjuvant à base d'aluminium présent dans le vaccin contre HPV et plusieurs problèmes de santé chroniques, notamment le syndrome de tachycardie posturale (POTS), l'insuffisance ovarienne primaire (OPF), l'épipharyngite chronique, le syndrome pseudo-neurologique, et la maladie somatoforme sévère. Et les syndromes dysautonomiques. Le rôle causal de la persistance de l'hydroxyde d'aluminium dans les muscles a été soupçonné dès 2001 par le professeur Gherardi RK pour

205. MJR-28-2-64.pdf (nih.gov) The ASIA syndrome : basic concepts Abdulla Watad,1,2 Kassem Sharif,1,2 Yehuda Shoenfeld

la myofasciite à macrophages [206] [207] [208] [209] [210] [211] et les atteintes du système nerveux central [212] [213], puis pour les troubles cognitifs en 2009 [214]. Et leur mécanisme mis en évidence Christopher A. Shaw [215].

Une étude épidémiologique des données recueillies auprès du système fédéral de notification des événements indésirables liés aux vaccins (VAERS) a estimé

206. Gherardi RK, et al Macrophagic myofasciitis lesions assess long-term persistence of vaccine-derived aluminium hydroxide in muscle. Brain. 2001 Sep; 124(Pt 9): 1821-31.
207. Lach B, Cupler EJ.: Macrophagic myofasciitis in children is a localized reaction to vaccination. J Child Neurol. 2008 Jun; 23(6):614-9. doi: 10.1177/0883073807312370. Epub 2008 Feb 15.
208. Gherardi RK Lessons from macrophagic myofasciitis: towards definition of a vaccine adjuvant-related syndrome Rev Neurol (Paris). 2003 Feb; 159(2) :162-4.
209. Ryan AM, Bermingham N., Harrington HJ., Et al. Présentation atypique de la myofasciite à macrophages 10 ans après la vaccination: Neuromusc Dis 2006; 16 : 867–9
210. Santiago Tet al Macrophagic myofasciitis and vaccination: consequence or coincidence? Rheumatol Int. 2015 Jan; 35(1):189-92. doi: 10.1007/s00296-014-3065-4. Epub 2014 Jun 13.
211. Soares Santos D Macrophagic myofasciitis: a challenging diagnosis. BMJ Case Rep. 2018 Jul 3; 2018. pii: bcr-2018-224602. doi: 10.1136/bcr-2018-224602
212. Authier FJ Central nervous system disease in patients with macrophagic myofasciitis. Brain. 2001 May; 124(Pt 5): 974-83.
213. Shaw CA, Li D, Tomljenovic L Are there negative CNS impacts of aluminum adjuvants used in vaccines and immunotherapy? Immunotherapy. 2014; 6(10):1055-71. doi: 10.2217/imt.14.81
214. Maryline Couette et al Long-term persistence of vaccine-derived aluminum hydroxide is associated.
with chronic cognitive dysfunction Inorg Biochem. 2009 Nov; 103(11):1571-8. doi: 10.1016/j.jinorgbio.2009.08.005. Epub 2009 Aug 20
215. C A. Shaw Aluminum-Induced Entropy in Biological Systems: Implications for Neurological Disease Journal of Toxicology Volume 2014, Article ID 491316, 27 pages

que 3,6 doses de vaccin contre le HPV sur 100 000 ont entraîné des symptômes compatibles avec un diagnostic d'ASIA.

Des études établissant un lien entre la vaccination contre le HPV et la mort subite chez des femmes auparavant en bonne santé ont également été publiées. Une étude de cas publiée en 2012 sur deux décès par suite de la vaccination, a conclu que les antigènes HPV-16L1 présents dans les vaccins contre HPV ont le potentiel de provoquer des vasculopathies auto-immunes mortelles.

Parmi les pathologies les plus fréquemment évoquées par les victimes présumées de ce syndrome ASIA, citons la sclérose en plaques[216], le lupus[217], des encéphalomyélites aiguës disséminées (inflammations du système nerveux central) déjà évoquées et des myofasciites à macrophages (douleurs musculaires et fatigue chronique).

La myélite transverse peut commencer par des douleurs cervicales, dorsales et des céphalées, suivies en quelques heures d'une sensation d'oppression thoraco-abdominale, d'une asthénie, d'un engourdissement des membres inférieurs et de troubles sphinctériens.

216. Sclérose en plaques : inflammation chronique des nerfs, qui peut mener à des paralysies, des troubles moteurs et des problèmes de sensibilité, mais aussi des troubles cognitifs (langage, mémoire, concentration, etc.).

217. Lupus érythémateux disséminé : le système immunitaire s'attaque au tissu conjonctif, présent un partout dans les corps (peau, tendons, muscles, organes, etc.), symptômes extrêmement variables, allant des douleurs musculaires aux problèmes cardiovasculaires.

Les déficits peuvent s'aggraver jusqu'à réaliser une myélopathie transverse sensitivomotrice complète (section fonctionnelle totale de la moelle épinière), avec paralysie complète des deux membres inférieurs, déficit sensitif sous-lésionnel, rétention urinaire et incontinence fécale.

La polyneuropathie inflammatoire démyélinisante chronique (PIDC) est une atteinte des nerfs périphériques, avec faiblesse musculaire et une perte sensorielle croissantes.

Le syndrome de Guillain-Barré : le système immunitaire s'attaque au système nerveux périphérique et notamment aux nerfs qui contrôlent les mouvements et transmettent les sensations de douleur, de toucher ou de chaleur. Cela peut aller jusqu'à la paralysie des muscles concernés[16]. Le syndrome de Guillain Barré (polyradiculonévrite aiguë) qui touche les nerfs périphériques et entraîne des paralysies de topographie variable fait trembler les familles lorsqu'il se déclenche brusquement, ainsi que les jeunes médecins qui n'en ont pas encore rencontré. Son risque de survenue après vaccination par Gardasil est d'ailleurs reconnu par l'ANSM qui précise « *une augmentation du risque de syndrome de Guillain-Barré après vaccination contre les infections à HPV apparaît toutefois probable. Ce syndrome est déjà identifié dans l'autorisation de mise sur le marché (AMM) du produit. De surcroît, ses conséquences sont limitées (1 à 2 cas pour 100 000* *filles vaccinées)* ». Ce rapport oublie de préciser que le risque est multiplié par 4, et surtout dans le cadre d'une « prévention » qui attaque des gens normaux en pleine forme.

Le syndrome de tachycardie posturale (POTS) : en position debout, le rythme cardiaque s'accélère au point de provoquer des problèmes d'équilibre, des vertiges, des sensations de faiblesse, des nausées et même, des évanouissements.

La pancréatite auto-immune : inflammation aiguë et chronique du pancréas[20]. 3 cas de pancréatites chez des adolescentes australiennes qui venaient d'être vaccinées [218] ont été rapportés en 2008. Réalisant une nécrose de la glande, ces pancréatites se révèlent habituellement par des douleurs abdominales intenses rapidement permanentes, avec position antalgique en chien de fusil, paralysie intestinale, vomissements, choc hypovolémique, diminution du volume urinaire, troubles psychiques et détresse respiratoire. La survenue de cette maladie chez des adolescentes avait de quoi surprendre, car elle ne touche communément que des adultes souvent alcooliques.

L'hépatite auto-immune : inflammation aiguë et chronique du foie.

---

218. Amitabha Das, et al Pancreatitis following human papillomavirus vaccination Med J Aust 2008 ; 189 (3) : 178.

La neuropathie des petites fibres : atteinte des petites fibres nerveuses chargées de véhiculer la douleur, provoquant des sensations de brûlures, souvent dans les membres inférieurs[21].

Les thromboses profondes et les embolies pulmonaires [219]

L'insuffisance ovarienne prématurée [220] parait la conséquence du dérèglement du système immunitaire déclenché par l'aluminium vaccinal et entraîne des maladies auto-immunes diverses (syndrome ASIA : inflammation auto immune induite par les adjuvants).
L'insuffisance ovarienne prématurée (POF) ou primaire, ou ménopause précoce, est l'une des maladies auto-immunes les plus graves pouvant être causées par Gardasil. Cette condition se produit lorsqu'une réponse auto-immune anormale amène le système immunitaire d'une femme à cibler le tissu producteur d'ovules dans ses ovaires : les ovaires cessent de libérer des ovules viables.
Déjà en 2014[221], un article décrit trois cas d'insuffisance ovarienne prématurée chez des jeunes femmes âgées de 16 à 18 ans qui avaient reçu le Gardasil. Les

219. Barbara A. Slade, Postlicensure Safety Surveillance for Quadrivalent Human Papillomavirus Recombinant Vaccine JAMA. 2009 ; 302(7) :750-757. August 19, 2009
220. Colafrancesco S Human papilloma virus vaccine and primary ovarian failure : another facet of the autoimmune/inflammatory syndrome induced by adjuvants. Am J Reprod Immunol. 2013 Oct ; 70(4):309-16.
221. « Adolescent Early Ovarian Insufficiency Following Human Papillomavirus Vaccination : A Case Series Seen in General Practice », Journal of Investigative Medicine High Impact Case Reports.

auteurs notent que les effets à long terme de la vaccination sur la fonction ovarienne et la durabilité n'ont pas été étudiés dans les études précliniques, cliniques ou post-homologation. Ainsi ce vaccin tant vanté n'avait jamais été testé pour son impact sur la fertilité humaine.

Une étude publiée en 2020 a démontré une association entre l'insuffisance ovarienne prématurée et Gardasil sur la base d'un nombre important de rapports d'événements indésirables liés au vaccin. Cette constatation a ensuite été confirmée dans une autre étude publiée en mars 2022 dans *Drugs Real World Outcomes*[222].

Le mécanisme est seulement supposé, mais la teneur en aluminium pourrait détruire le processus de maturation des ovules dans les ovaires. On déplore que le nouveau Gardasil contienne une dose double d'aluminium!

Taux de fécondité

L'introduction du Gardasil en 2006 a coïncidé avec une baisse significative de la fertilité chez les femmes américaines. Les grossesses chez les adolescentes ont diminué de plus de 50 % depuis 2007(coïncidence ?). L'indice synthétique de fécondité pour les États-Unis en 2017 est tombé en-dessous de ce qui est nécessaire pour que la population se remplace, selon un rapport

222. Tatang C, Arredondo Bisonó T, Bergamasco A, Salvo F, Costa Clemens SA, Moride Y. Human Papillomavirus Vaccination and Premature Ovarian Failure: A Disproportionality Analysis Using the Vaccine Adverse Event Reporting System. Drugs Real World Outcomes. 2022 Mar;9(1):79-90. doi: 10.1007/s40801-021-00271-6. Epub 2021 Sep 12. PMID: 34510402; PMCID: PMC8844335.

du Centre national des statistiques de la santé. Le taux chez les femmes âgées de 15 à 44 ans a également diminué de 2 % entre 2017 et 2018.

Contestation mondiale du Gardasil

En 2018, la publication de l'ouvrage *The HPV Vaccine On Trial: Seeking Justice For A Generation Betrayed*, rédigé par les juristes américaines Mary Holland et Kim Mack Rosenberg et la militante pour la sécurité vaccinale Eileen Iorio, avait jeté un pavé dans la mare en souhaitant dénoncer les conditions de mise sur le marché du vaccin anti-HPV. Cet ouvrage de portée mondiale sonnait le glas de l'innocuité du Gardasil.
Ce « *mastodonte pharmaceutique* » qui a rapporté « *plus de 2,5 milliards de dollars de ventes annuelles* » aurait de sérieux effets secondaires sur les jeunes générations.
Le Pr Luc Montagnier avait préfacé cet ouvrage :

> « Le lecteur verra la vérité : les effets secondaires sont sous-déclarés par le personnel médical, pendant qu'un nombre grandissant de parents portent plainte contre les fabricants et les gouvernements pour avoir provoqué des handicaps à vie, voire la mort, de leurs êtres chers. En fait, ceci est l'exemple tragique des différents penchants de notre société, à travers le monde, **de placer les intérêts économiques avant la protection et la santé des plus jeunes**. Je félicite les auteurs de ce livre, qui révèlent au monde entier ce scandale. »

Le Danemark, lanceur d'alerte contre les effets nocifs du Gardasil

Des rapports d'effets indésirables graves suspectés, y compris le POTS, ont commencé à apparaître, avec une majorité d'entre eux signalée au Danemark. En 2015, les taux de vaccination contre HPV ont diminué au Danemark en raison de reportages dans les médias sur les événements indésirables graves.

En juillet 2015, après avoir reçu 363 rapports d'événements indésirables graves et informée de rapports similaires au Japon et ailleurs, l'Autorité danoise de la Santé et des médicaments a demandé à la Commission européenne d'entreprendre un examen approfondi de la relation entre les vaccins contre le HPV et le SDRC et le POTS.

La Commission européenne a engagé une procédure de pharmacovigilance au titre de l'article 20 et l'EMA a affecté un rapporteur, deux corapporteurs et un groupe de conseillers externes. Quatre mois plus tard, l'EMA a publié son rapport officiel, qui concluait que les vaccins étaient « *sûrs* ».

L'essentiel du travail de l'EMA a, en fait, consisté à demander et à examiner les enquêtes menées par les fabricants, et l'EMA, et l'EMA a choisi de ne pas inclure d'études indépendantes importantes dans sa revue tout en incluant d'autres données moins fiables. **L'examen n'était donc pas indépendant**[223]. L'EMA a, en réalité,

223. Mauvaise gestion par l'EMA d'une enquête sur des dommages neurologiques graves présumés des vaccins contre le VPH (bmj.com)

demandé au mis en examen d'établir sa responsabilité et s'est contenté de son avis « non coupable » !

Les recherches antérieures effectuées par l'industrie avaient également été inadéquates. En 2014, l'organisme danois de réglementation des médicaments avait demandé à Sanofi Pasteur MSD, qui fabriquait le Gardasil, de rechercher des symptômes spécifiques dans sa base de données, notamment des étourdissements, des palpitations, une accélération du rythme cardiaque, des tremblements, de la fatigue et des évanouissements. Malgré ces instructions, Sanofi n'a effectué des recherches que sur les vertiges posturaux, les intolérances orthostatiques et les palpitations et vertiges. Les autorités danoises l'ont découvert après que seulement 3 des 26 rapports de POTS enregistrés au Danemark se soient présentés dans les recherches de Sanofi.
Néanmoins, l'EMA a fait confiance aux sociétés pharmaceutiques. Le texte du rapport officiel est presque identique aux propres jugements des entreprises sur d'éventuels dommages neurologiques graves.
Andrew Pollard, président du groupe consultatif scientifique de l'EMA, a énuméré de nombreuses relations avec les fabricants de vaccins dans sa déclaration à l'EMA. D'importantes études indépendantes n'ont pas été incluses.

Les préoccupations initiales qui ont conduit le régulateur danois à demander à l'EMA de mener un examen étaient basées sur une cohorte consécutive de patients référés à l'unité danoise de syncope pour un test d'inclinaison tête haute en raison d'une intolérance orthostatique et de symptômes compatibles avec un dysfonctionnement autonome en tant qu'effet indésirable suspecté après la vaccination contre le HPV.

Cependant, dans son rapport public, l'EMA a accusé les chercheurs d'avoir présenté « *un échantillon hautement sélectionné de patients, apparemment choisis pour correspondre à une hypothèse prédéfinie de lésion induite par le vaccin* ». Ce désaccord entre les organismes de réglementation n'a pas été mentionné dans la note d'information confidentielle ni dans le rapport officiel de l'EMA, qui présentait les conclusions comme si elles reposaient sur un accord unanime.

En privé, les principaux scientifiques de l'Observatoire d'Uppsala ont estimé que leurs données n'avaient pas été prises en compte par l'EMA sans justification adéquate. À la suite du rapport de l'EMA, ils ont publié un article en 2016 rapportant des données qui renforçaient leur soupçon que les vaccins contre le VPH peuvent causer de graves dommages.

Le VAERS mis en cause pour la réalité des effets secondaires comptabilisé

Il est très difficile de connaître la réalité du nombre d'effets secondaires du Gardasil. Une nouvelle étude révèle que les examinateurs des rapports d'effets indésirables du VAERS ont compté une proportion importante de réactions « graves » au vaccin Gardasil contre

le HPV comme « *non graves* », faussant ainsi le profil d'innocuité du vaccin.[224]
Sur la base d'un rapport de surveillance de l'innocuité post-homologation de la FDA / CDC pour Gardasil, les examinateurs du VAERS ont déterminé un taux de 6,2 % d'événements indésirables graves. Parce que les rapports VAERS sont accessibles au public, les auteurs ont sélectionné au hasard 2 000 rapports parmi ceux référencés dans l'étude FDA / CDC pour un examen indépendant. Ils ont découvert une tendance alarmante à étiqueter à tort les cas « *graves* » comme « *non graves* ».

L'article 314.80 du Code of Federal Regulations (CFR), qui définit « *événement indésirable grave* », inclut dans cette définition « *une invalidité ou une incapacité persistante ou importante* ». Pourtant, selon les auteurs, les examinateurs du VAERS pour le vaccin Gardasil, bien qu'ils soient tenus par la loi d'inclure cet événement indésirable spécifique, l'ont exclu à la fois dans leurs rapports et sur le formulaire de déclaration du VAERS.

En fait, de nombreux rapports d'effets secondaires après la vaccination par Gardasil impliquent une invalidité ou une incapacité persistante ou importante.
Un panel de médecins indépendants et agréés a évalué les cas VAERS selon qu'ils étaient « *graves* » sur la base de la FDA / CDC et également sur la base des définitions du CFR.

224. Serious Injuries From Merck's Gardasil HPV Vaccine Significantly Underreported, Study Shows • Children's Health Defense (childrenshealthdefense.org)

En utilisant la définition de la FDA / CDC, les médecins ont évalué 12 % des cas « *graves* ». Cependant, lorsqu'ils ont appliqué la définition du CFR, ils ont évalué plus de 24 % « *graves* » – près de quatre fois la métrique FDA / CDC.
L'étude FDA / CDC déclare : « *Le taux de déclaration VAERS pour HPV est le triple du taux de tous les autres vaccins combinés.* » (Hors Covid, évidemment.)

Ce taux d'effets secondaires aurait dû alarmer les responsables de l'agence. Pourtant, aucune alarme ne s'est déclenchée. Selon le rapport FDA / CDC, Merck a fourni près de 70 % des rapports d'événements indésirables pour Gardasil. C'était étrange, car le nombre d'effets indésirables soumis par Merck pour d'autres vaccins fabriqués était beaucoup plus faible.
Les rapports de Merck étaient-ils réels ? Ou étaient-ils faux ?

Si l'on supprime les rapports VAERS de Merck contenant des informations non vérifiables, le taux VAERS pour les événements indésirables « *graves* » du Gardasil est de 15,7 % du total des rapports. Un taux d'événements indésirables « *graves* » de près de 16 % aurait-il amené le CDC et la FDA à repenser leur approbation du Gardasil ? Nous ne connaissons pas les réponses à ces questions importantes en matière de sécurité, mais nous devrions le faire.
Malgré l'insuffisance bien connue du VAERS, rien n'a changé depuis près de trente ans.

La notification précise des événements indésirables à la suite de tout vaccin nouvellement homologué est essentielle, en particulier maintenant avec l'administration massive des vaccins expérimentaux contre le Covid. Pourtant, la FDA et le CDC continuent de négliger une véritable surveillance de la sécurité.

8.
La défaillance des agences sanitaires

Les agences sanitaires ont été créées après des catastrophes sanitaires pour protéger les populations des médicaments dangereux ou inefficaces et les rassurer[225]. Ainsi la Food and Drug Administration (FDA), l'Agence française du médicament (ANSM) ou l'Agence européenne du médicament (EMA) ont pour mission de n'autoriser la mise sur le marché des médicaments qu'après avoir vérifié leur efficacité et leur tolérance.

Afin de comprendre comment un vaccin qui n'a toujours pas prouvé qu'il pouvait prévenir le cancer se retrouve sur le marché avec l'indication « prévention des cancers du col de l'utérus et du canal anal » [226], il faut rappeler les transformations radicales que ces agences ont subi dans les quarante dernières années pour satisfaire les demandes des industriels.

---

225. Voir Nicole Delépine, *La face cachée des médicaments*, Michalon, 2011.
226. Agence européenne du médicament (EMA) EMEA/H/C/000703 résumé EPAR résumé pour le public A/429427/2010.

Dans les années 80, la mission de sécurisation des médicaments constituait parfois un frein à la commercialisation rapide des nouveautés de l'industrie pharmaceutique. Il fallait plusieurs années pour obtenir une AMM, car les résultats des essais prospectifs randomisés sur leurs critères pertinents[227] ne pouvaient être obtenus qu'après quelques années et l'examen des dossiers prenaient souvent longtemps. Or pour l'industrie et ses affidés, politiques, actionnaires etc., le temps, c'est de l'argent, beaucoup d'argent (des milliards de dollars) car la durée d'un brevet, période de rentabilité maximale d'un produit est limitée, mais surtout la Bourse est sensible aux résultats immédiats à quelques mois. Surveillez un peu quelques cours des actions des grands laboratoires pharmaceutiques et vous constaterez qu'en fonction d'un bon résultat biologique permettant d'anticiper une efficacité sur un type de cancer, l'action monte à toute vitesse, quitte à chuter très vite quelques semaines plus tard devant un résultat décevant de l'essai…

La mondialisation, conférant aux entreprises du médicament une puissance financière colossale, leur a permis de détricoter progressivement les mécanismes de contrôle en plaidant auprès des politiques pour cette industrie qui améliore la balance des paiements des pays riches et est supposée créer des emplois. Prétendant qu'il fallait faire « *bénéficier au plus vite* » les malades du progrès pharma-

227. En cancérologie, le critère indiscutable est le taux de guérison ou au moins le taux de rémission complète à 3 ou 5 ans.

ceutique, que leurs bénéfices avant impôts baissaient[228] dangereusement du fait des « *carcans bureaucratiques* » et n'hésitant pas parfois à recourir à la corruption des responsables politiques, les industriels ont obtenu une diminution importante, énorme, du délai d'examen des dossiers d'AMM et du niveau de sécurité exigé (en chute libre) des médicaments.

La Food and Drug Administration (FDA)

En juin 1906, le président Théodore Roosevelt a créé l'ancêtre de la FDA en promulguant le Food and Drug Act (ou Wiley Act.) qui impose une surveillance[229] contrôlée par le ministère de l'Agriculture. En 1938, pour rassurer la population traumatisée par la catastrophe de l'élixir sulfanilamide[230] survenu l'année précédente, le président Franklin. D. Roosevelt signe le Federal Food, Drug, and Cosmetic Act, qui confère à la FDA tout pouvoir sur la commercialisation et la surveillance des médicaments.

Mais l'agence ne réalise pas d'études elle-même, elle examine seulement les données fournies par les demandeurs. Pendant une trentaine d'années, cette agence a représenté le modèle des agences du médicament pour son sérieux et son impartialité.

---

228. De 36 % en 2010 à 32 % en 2015 d'après Sarah Athey « Breaking the Constraints of the Current Development Paradigm » (www.quintilesims.com)

229. Pure Food and Drug Act, aussi appelé Wiley Act, importante loi fédérale américaine votée en 1906 : « empêcher la production, la vente et le transport de nourriture, de marchandises ou alcools dénaturés ou portant un étiquetage mensonger ». Contrôles prévus par le secrétariat à l'Agriculture.

230. Qui avait causé une centaine de morts.

Mais l'ère de la déréglementation, du « moins d'État » et des associations public-privé est arrivée, et avec elle une première brèche dans l'efficacité des contrôles avec le « medicament act » promulgué pour accélérer le processus d'AMM.

La FDA expliquant qu'elle ne pouvait pas traiter plus rapidement les dossiers avec le personnel payé par l'État fédéral, celui-ci a proposé aux industriels de payer eux-mêmes les agents supplémentaires nécessaires, ce qu'ils ont accepté avec satisfaction. Et depuis cette période, **une grande partie des employés de la FDA est payée par l'industrie pour statuer sur la qualité de ses produits**. C'était confier la clef du poulailler au renard.

Un tournant majeur: le FDASIA

En 2012, le Congrès américain a voté le Food and Drug Administration Safety Innovations Act (FDASIA)[231] dont le paragraphe 901 autorise la FDA à accélérer la mise sur le marché de nouveaux médicaments destinés à traiter des maladies sévères sans traitement éprouvé, en utilisant des critères de jugement substitutifs au lieu des critères classiques pertinents.
Ces critères substitutifs permettent en effet d'estimer beaucoup plus rapidement l'effet du médicament. Par exemple un essai utilisant le taux de survie globale nécessite beaucoup de malades, et de les suivre de lon-

231. https://www.fda.gov/RegulatoryInformation/LawsEnforcedbyFDA/SignificantAmendmentstotheFDCAct/FDASIA/default.htm

gues années. Son remplacement par « *la durée de survie sans progression* » permet de réduire la durée de l'essai à quelques mois et de réduire fortement le nombre de malades nécessaires. Mais l'utilisation de ces critères substitutifs ne permet pas, le plus souvent, d'évaluer objectivement ni le bénéfice réel pour les malades ni la toxicité éventuelle.

De plus, les résultats des études soumises à la FDA pour l'obtention de l'AMM ne sont même pas fiables : dans près des deux tiers des cas, leurs résultats prometteurs sont infirmés par les études ultérieures. Ces études minorent la toxicité dans près de 50 % des cas et surestiment l'efficacité près d'une fois sur cinq, annonçant des résultats toujours plus favorables au nouveau médicament que ceux obtenus lors des tentatives de confirmation[232] [233]. Elles ne représentent donc pas l'usage en population réelle, et leurs trop beaux résultats initiaux suggèrent même que certains d'entre eux ont pu bénéficier d'un « embellissement » avant présentation aux agences de régulation.

---

232. G. Delépine, N. Delépine, S. Alkhallaf, « Les résultats des études pivot en cancérologie sont-ils fiables ? » 6° Colloque de Bobigny « Sur- et sous-médicalisation, surdiagnostics et surtraitements » 28 et 29 avril 2017. « Essais cliniques : valeur du critère "survie sans progression" » ? 8 mars 2018/ http://docteur.nicoledelepine.fr/essais-cliniques-valeur-du-critere-survie-sans-progression/

« La durée de survie sans progression, jadis appelée stabilisation tumorale, constitue-t-elle un critère de substitution fiable de la survie globale dans les essais de thérapies ciblées de tumeurs solides ? »

233. docteur.nicoledelepine.fr/les-resultats-precoces-des-etudes-pivot-1-nouveau-terme-pour-essai-clinique-en-cancerologie-sont-ils-fiables-au-vu-des-publications-a-long-terme-de-ces-memes-essais-cliniques/

Et si, par hasard, un régulateur trop pointilleux fait des remarques qui déplaisent à l'industriel, on s'en débarrasse.

« *Un dossier dissuasif aussi haut que moi* » : Monsanto et l'hormone de croissance

L'exemple de la demande d'autorisation de mise sur le marché de la somatotropine fabriquée par l'entreprise Monsanto[234] est révélateur des méthodes des entreprises et des priorités de la FDA.
Selon Burroughs, chargé de l'examen du dossier :

> « le dossier était aussi haut que moi [...] Or, le règlement de la FDA nous impose de ne pas dépasser un délai de cent quatre-vingts jours pour analyser les données. En fait, c'est une technique des entreprises pour décourager un examen minutieux : elles envoient des tonnes de papiers en espérant que vous vous contenterez de les survoler. »

Burroughs, quand il a vu que des données manquaient, a demandé à l'entreprise des informations complémentaires mais a été écarté du dossier.

> « On m'a bloqué l'accès aux données que j'avais moi-même demandées, jusqu'à ce que je sois complètement dépossédé du dossier puis licencié pour incompétence. »

234. Marie-Monique Robin, *Le monde selon Monsanto*, La Découverte, 2009. Un livre édifiant.

Burroughs précise :

> « L'agence a sciemment fermé les yeux sur les données dérangeantes parce qu'elle voulait protéger les intérêts de la société, en favorisant au plus vite la mise sur le marché de l'hormone transgénique… »

Directeur de la publicité chez Monsanto, P. Angell déclarait : « *Notre intérêt est d'en vendre le plus possible. En garantir l'innocuité, c'est le boulot de la FDA* ». Et il ne précisait pas que son entreprise s'autorisait des pressions directes sur la FDA.

Merck et le Vioxx

L'attitude de la FDA dans le scandale du Vioxx confirme que l'agence n'hésite pas à aider les entreprises à décrédibiliser les travaux de ses employés s'ils menaçaient ses ventes. Le sénateur américain C. Grassley a établi que la FDA et Merck s'étaient concertés pour discréditer les recherches faites par Graham. Le sénateur Grassley a accusé la FDA d'avoir « *perdu son chemin quand il s'agit de s'assurer que les médicaments sont sûrs* » et que ses relations avec les compagnies pharmaceutiques étaient « *trop douillettes* »[235].

L'AMM pony express du Gardasil

Grâce à ses parrains aux plus hauts niveaux de l'État américain[236], GSK a réussi à obtenir pour le Gardasil

235. Jeanne Lenzer FDA is incapable of protecting US "against another Vioxx" BMJ. 2004 Nov 27 ; 329(7477): 1253

236. Dont la présidence des USA et la directrice du CDC, comme nous le verrons dans le chapitre suivant.

une procédure accélérée de la Food and Drug Administration (FDA), alors que le vaccin ne remplissait pas les conditions justifiant une telle procédure.
Cette procédure accélérée, dont les modalités sont décrites dans « Guidance for Industry Expedited Programs for Serious Conditions – Drugs and Biologics »[237] est expressément prévue pour le traitement des maladies graves pour lesquelles il n'existe pas d'alternative thérapeutiques, et ce dès que l'on peut conclure que le bénéfice dépasse les risques.
L'urgence invoquée pour le Gardasil parait pour le moins « douteuse » (pour ne pas dire scandaleuse) pour une maladie qui met des décennies à apparaître, et pour laquelle le dépistage par frottis a unanimement prouvé son efficacité. Les femmes qui décèdent de ce cancer étant, pour la quasi-totalité d'entre elles, celles qui ne se sont pas soumises au dépistage selon les modalités qui font consensus.
Soulignons à nouveau que cette maladie est rare dans les pays riches, et curable. Or les pays ciblés par la propagande de ces vaccins sont essentiellement ceux à même de payer le prix exorbitant de ce vaccin (450 € en France pour les trois injections) dont ils n'ont pas réellement besoin.
Ces mêmes appuis lui ont permis d'obtenir une autorisation éclair[238] de mise sur le marché du Gardasil en 2006, avant même que les études soient achevées, alors

237. U.S. Department of Health and Human Services Food and Drug Administration Center for Drug Evaluation and Research (CDER) Center for Biologics Evaluation and Research (CBER) May 2014
238. En 9 mois, record absolu de l'époque.

que son efficacité contre le cancer n'était pas démontrée, ni même connue la durée de protection du vaccin contre l'infection à HPV. Pourtant, il était déjà admis qu'une protection anti-infectieuse d'au moins 20 ans était nécessaire pour espérer une efficacité préventive. On peut vraiment parler d'**AMM pony express** après Gardasil, espérant la prévention des infections du col utérin si la femme était immunisée contre quelques souches de virus. Il fallait, de plus, supputer, outre la diminution des dysplasies de grade 2 et 3 (répétons-le : spontanément curables pour le grade 2 et dans 40 % des cas dans le grade 3) qu'ils seraient prédictifs de la protection contre le cancer invasif. Incroyable ! Optimiste sans limites, indifférence pour les femmes, seul le profit compte-t-il ?

Obtention de l'AMM en neuf mois: un record du pony express [239]

Mais où est passée la médecine des preuves? [240]
Les études qui ont permis au Gardasil d'obtenir l'autorisation de mise sur le marché ne démontrent pas d'effet préventif contre le cancer, elles ne l'ont d'ailleurs même pas recherché. Elles ont seulement constitué un prétexte pour permettre à la FDA d'accorder la mise sur le marché. Elles utilisent des populations biaisées (redéfinies a posteriori) et minorent les effets secondaires en les comptabilisant sur de très courtes périodes (deux fois quinze jours!)
L'autorisation de mise sur le marché d'un traitement (AMM) est normalement accordée après examen par

239. Ce terme vient de l'époque de la conquête de l'Ouest où l'ancêtre de chronopost agissait à dos de cheval. La société Pony express s'était forgée la réputation d'acheminer le courrier plus vite que son ombre.
240. « *L'EBM, outil utile, ne doit pas devenir un moyen de contrôle.*
L'EBM est une méthode de synthèse de la littérature avec les limites qu'elle s'est données sans en mesurer les biais. Le choix de ne retenir comme haut niveau de preuves que les essais randomisés écarte d'excellentes études pilotes informatives qui pourraient modifier utilement les conclusions pour les patients. L'utilisation quasi exclusive des essais randomisés publiés comme base de données significative accorde trop de poids aux essais sponsorisés par les laboratoires pharmaceutiques et ignore les essais volontairement non publiés conduisant à des biais majeurs liés aux multiples conflits d'intérêt qui faussent souvent les conclusions et décrédibilisent les résultats.
Mais l'EBM comme l'informatique et les logiciels n'est qu'un moyen et les risques pour nos patients viennent de l'usage que les autorités sanitaires en ont fait. Les références médicales initialement utiles devinrent contreproductives quand elles furent déclarées opposables c'est-à-dire que le médecin pouvait être sanctionné par la sécurité sociale s'il ne les avait pas appliquées à la lettre » https://www.lessymboles.com/des-dangers-de-la-protocolisation-en-medecine/

l'agence de sécurité sanitaire concernée[241], d'un dossier dont « *les études pivots* » constituent les pièces les plus importantes. Il s'agit habituellement d'études de phase III prospectives et randomisées qui doivent démontrer que le médicament est efficace sur la maladie qu'il est censé traiter, et qu'il n'est pas trop toxique.

La durée moyenne d'instruction d'un dossier d'AMM pour un médicament, selon une procédure normale, est de 2 à 4 ans et pour un vaccin habituellement plus de 10 ans entre le début la recherche et la mise sur le marché (20 ans pour le vaccin contre la dengue d'après Sanofi[242]). Les premièrs essais cliniques sur des possibles vaccins anti HPV ont commencé en 2000[243] et l'AMM obtenue 6 ans plus tard. Un record de vitesse obtenu au détriment de la pertinence des critères d'efficacité choisis pour l'évaluation, de la qualité des essais et de la sécurité sanitaire des futurs vaccinés, record malheureusement pulvérisé avec les pseudo-vaccins anti-Covid-19.

Des critères d'efficacité très discutables

Compte tenu du très faible risque de cancer invasif (même en cas d'infection persistante à HPV), et de la lenteur de son apparition naturelle (plus de 10 à 20 ans), démontrer une éventuelle efficacité dans la

241. Federal food and Drug Administration (FDA) aux USA et European Medical Agency (EMA) en Europe.
242. https://www.sanofi.com/fr/media-room/communiques-de-presse/2015/2015-12-09-15-30-00-1684331
243. https://www.rtl.fr/actu/sante/papillomavirus-l-histoire-d-un-vaccin-qui-previent-un-cancer-7800694224

prévention du cancer invasif par la diminution de son incidence aurait été long. Et, compte tenu de l'efficacité du dépistage cytologique et du taux de guérison élevé des cancers même vus au stade invasif avec les traitements modernes, démontrer que la vaccination pourrait sauver des vies par la baisse de la mortalité eût été encore plus long et très incertain.

Cette longue durée indispensable à la vérification de l'efficacité sur les critères cliniques pertinents en matière de cancer (incidence, mortalité) était contraire aux intérêts financiers du laboratoire qui a proposé et obtenu de la FDA qu'elle accepte, en lieu et place de ces critères d'efficacité classiques, des ***« témoins de substitution »*** faciles à obtenir rapidement et supposés les représenter de manière fiable. Encore aurait-il fallu vérifier qu'il ne s'agissait pas de faux témoins !

Le miracle des critères de substitution (*subrogate criteria*)

Depuis les années 2000, et la volonté de Big Pharma d'accélérer le plus possible la commercialisation des nouvelles drogues et des nouveaux vaccins, les dirigeants des grands laboratoires ont réussi, par un lobbying politique intense, à faire modifier les lois et à imposer aux agences régulatrices créées pour surveiller la qualité des produits de nouveaux critères très allégés. Ils ont transformé les larges essais thérapeutiques portant sur de longues années et des milliers de patients, en études dites *« pivot »* portant sur un nombre réduit de sujets après une bien plus courte durée d'étude.

La chute libre de la sécurité des médicaments

Pour ce faire, les critères classiques et solides de survie à long terme en rémission ont été remplacés par les critères dits de substitution. De fait, la FDA et l'EMA se contentent maintenant de données légères, partielles, voire absentes comme, par exemple, dans le cas d'un immunomodulateur, le Keytruda donné **sans essai** du tout aux patients, uniquement sur la **probabilité d'une sensibilité** sur la foi d'un marqueur génétique. On n'arrête pas le progrès, ni sa chute libre !

Ainsi de même pour le Gardasil, les laboratoires n'ont pas voulu attendre le délai de plusieurs longues années, nécessaire pour démontrer s'il était ou non capable de diminuer le nombre de cancers invasifs sur les populations vaccinées, les investisseurs, la Bourse et les actionnaires étant trop pressés de toucher leurs dividendes.

AMM sur critères de substitution inadéquats

Dans les deux études pivot concernant le Gardasil, comme dans celles de confirmation qui ont suivi, les lésions cervicales bénignes à potentiel de cancérisation (néoplasies intraépithéliaux de grade élevé) ont été utilisées comme critères de substitution du véritable cancer invasif du col utérin.

L'objectif déclaré est de prévenir le cancer, mais le Gardasil est testé sur des lésions bénignes !

L'adénocarcinome in situ est une lésion rare, largement considérée comme un précurseur du cancer et peut, à la rigueur, être accepté comme critère. Au contraire, les « néoplasies intraépithéliales » ne méritent d'être retenues comme témoin d'efficacité anti cancéreuse, car **ne sont pas des « cancers »**, ni **même des pré-cancers ou des cancers latents, mais de simples dysplasies.**

Ce qualificatif de néoplasies fait néanmoins beaucoup trembler les femmes, alors que cela ne devrait jamais être le cas. Précisons ce dont il s'agit.
La dysplasie de grade 1 se caractérise par une bonne maturation des cellules avec un minimum d'anomalies nucléaires et très peu de figures mitotiques et traduit le plus souvent la simple présence d'une infection active. Elle **n'est pas précancéreuse** et ne justifie aucun traitement.
Les « néoplasies » (de fait dysplasies) de grade 2 ne constituent pas un substitut de cancer, puisque **ces lésions régressent spontanément dans plus de 40 % des cas** [244], et jusqu'à 64 % chez les femmes jeunes[245].
Comment interpréter honnêtement un effet du vaccin, avec un tel taux de guérison spontanée ?
En revanche, les néoplasies de grade 3 présentent un potentiel invasif élevé.
Dans l'étude pivot, la FDA a considéré que les « néoplasies intraépithéliales » cervicales de grade 2 étaient des critères de substitution valables pour le cancer invasif du col de l'utérus. Cela jette d'emblée un doute sur la pertinence des conclusions.

---

244. Centre international de recherche sur le cancer méta analyse portant sur 27 000 femmes Probabilité de régression des CIN Tableau 2 3 https://screening.iarc.fr/colpochap.php?lang=2&chap=2
245. Predicting regression of cervical intraepithelial neoplasia grade 2 in women under 25 years.
Sykes PH, et alAm J Obstet Gynecol. 2021 Sep 14 : S0002-9378(21)01006-1.

De nombreux auteurs considèrent pourtant que seuls l'adénocarcinome in situ et le néoplasie intraépithéliale cervicale de grade 3 sont des critères substitutifs appropriés.
L'acceptation de critères substitutifs qui n'ont jamais prouvé leur pertinence, et en particulier le choix de la « néoplasie » de grade 2 comme critère substitutif, a eu pour effet direct d'augmenter « l'efficacité » apparente du vaccin.

Recherche trop répandue du virus HPV
De même, la culture au laboratoire à la recherche d'un virus papilloma humain de plus en plus souvent réalisée n'est pas utile, car l'infection est habituelle et guérit seule. Elle est le plus souvent non prédictive de lésions cancéreuses même mineures. Là encore, il s'agit **d'associations statistiques et non de cause à effet.**[246] Le test HPV est remboursé en France seulement dans le cas de frottis ASC-US. Son coût est de 36,80 €. De fait, la recherche d'un virus à risque (dit oncogène) n'est justifiée que si le frottis simple pose un problème d'interprétation au médecin anatomopathologiste. Cette situation a été affublée du sigle frottis ASC-US[247], ce qui fait savant et inquiète la femme. Toujours efficace

246. https://www.frottis.info/faq_gal_h.html
Plus d'une centaine de virus HPV identifiés à ce jour comme responsables d'une infection génitale. Mais, tous ne sont pas associés au cancer du col de l'utérus. Seuls les HPV dits à risque (oncogènes) le sont : on en dénombre plus d'une dizaine (HPV 16, 18, 31, 33, 35, 39, 45, ...)
247. ASC-US acronyme anglais : Atypical squamous cells of Undetermined Significance = Atypies cytologiques des cellules malpighiennes de signification indéterminée.

si on veut multiplier et répéter les examens, voire vacciner. La pratique des sigles incompréhensibles, y compris pour désigner des maladies bien connues depuis des lustres se répand à toute vitesse. La peur, le mystère, toujours efficace pour stimuler les ventes. [248]
Un frottis ASC-US est un frottis cervical (effectué au niveau du col de l'utérus) montrant de petites anomalies douteuses mais, qui, dans 80 % des cas, ne correspondent à aucune modification anatomique au niveau du col. Le test HPV doit être limité aux frottis pour lesquels il existe un doute et ne devrait n'être proposé que quelques mois plus tard, si un doute persiste réellement[249].
On prétend prévenir un cancer, mais l'AMM a été obtenue sur l'estimation de son efficacité sur d'autres lésions !

Les études pivots Future I et Future II peu probantes

Les essais de phase III, Future I[250] et Future II[251 252] étaient des essais cliniques en double aveugle, qui ont

---

248. Voir N. et G. Delépine, *Cancer. Les bonnes questions à poser à votre médecin*, Michalon, 2016.

249. Ces surestimations conduisent à de multiples conisations inutiles qui entrainent parfois des complications pour la fertilité.

250. Future I/II Study Group, Dillner J, Kjaer SK, et al. Four year efficacy of prophylactic human papillomavirus quadrivalent vaccine against low grade cervical, vulvar, and vaginal intraepithelial neoplasia and anogenital warts : randomised controlled trial. BMJ 2010 ; 341 : c3493.

251. Future II Study Group. Quadrivalent vaccine against human papillomavirus to prevent high-grade cervical lesions. N Engl J Med 2007 ; 356 : 1915–27

252. Future II Study Group. Quadrivalent vaccine against human papillomavirus to prevent high-grade cervical lesions. N Engl J Med. 2007 May 10 ; 356(19) :1915-27.

recruté, au total, 17 599 femmes âgées de 16 à 20 ans. Après tirage au sort, les vaccinées ont reçu une série de trois doses de vaccin quadrivalent (HPV type 6, 11, 16 et 18) administrées aux mois 0, 2 et 6, comparé à un soi-disant placebo[253] administré aux mêmes dates. Les critères d'évaluation cliniques communs aux deux études comprenaient les lésions intraépithéliales cotées CIN 2/3 + et génitales liées au HPV.

L'essai **Future I** a inclus 5455 femmes âgées de 16 à 23 ans. La surveillance des maladies cervicales, vaginales, vulvaires ou anales n'a porté que sur 82 à 83 % des femmes de l'essai suivies en moyenne trois ans. Cet essai a démontré une efficacité de 100 % pour la prévention des lésions dites précancéreuses du col de l'utérus, du vagin et de la vulve et des verrues génitales associées au VPH 6/11/16/18, et plus globalement une réduction de 34 % des lésions vulvaires, vaginales ou périanales, et de 20 % des lésions cervicales, quel que soit le type de HPV.

L'étude **Future II**, qui porte sur plus de 12 000 jeunes femmes de treize pays, a conclu que le vaccin quadrivalent était efficace à 100 % dans *la prévention des dysplasies* CIN 2/3 et adénocarcinome cervical in situ causés par le HPV-16 et le HPV-18 chez les femmes

253. Un placebo (du latin placebo : « je plais ») est un pseudo médicament n'ayant pas d'efficacité propre ou spécifique, mais pouvant agir sur le patient par des mécanismes psychologiques. Dans les essais future I et II, les soi-disant placebos contenaient de l'aluminium susceptible d'induire des complications, faussant largement l'analyse.

négatives au moment du recrutement, et 94 % efficace dans la prévention des lésions liées à la vulve ou au vagin liées aux VPH visés par le vaccin.
Ces essais pivots n'ont pas recherché ni démontré d'effet préventif contre le cancer invasif du col utérin lui-même, mais seulement la réduction des condylomes et des dysplasies intraépithéliales cervicales de grade 2 et 3 liés aux types de VPH 6, 11, 16 et 18.
De plus, la population choisie a postériori de femmes négatives au HPV initialement, ne correspond pas aux populations vaccinées ultérieurement, ce qui constitue un biais important.

Autres biais méthodologiques majeurs

La population décrite dans les conclusions a été **définie a posteriori**, après élimination de près de la moitié des femmes incluses initialement dans l'essai, **ne conservant que les femmes testées initialement négatives à tous les souches d'HPV réputées oncogènes**. On peut supposer que les femmes ainsi sélectionnées a posteriori sont sexuellement moins actives que les autres. Ce biais de sélection aurait, avant les années 2000, exclu ces essais de toute publication dans une grande revue à comité de lecture. Un ancien monde effectivement où l'argent n'était pas tout à fait le maitre du monde et des publications.
De plus, des hypothèses non prises en compte, telles que le possible remplacement des souches éliminées de virus HPV par d'autres souches plus agressives, ou la possibilité d'une modification de la virulence virale

sous la pression vaccinale, font que la valeur protectrice réelle du vaccin contre le cancer invasif reste très incertaine et impossible à interpréter ou à prévoir à l'aide de ces études.
Pour Susan Matthews et Frederik Joelving [254], « ***les essais cliniques conduits par le laboratoire Merck pour mettre au point le Gardasil n'ont pas été menés correctement, et le public doit en être informé.*** »

Un recueil de données minorant les complications
D'après le laboratoire, le Gardasil est bien toléré et n'expose pas à des complications notables. Opinion que partage l'EMA dans sa brochure destinée au public :

> « les effets indésirables les plus couramment observés sous Gardasil (chez plus d'un patient sur 10) étaient les céphalées et les réactions au site d'injection (rougeur, douleur et gonflement). »

Et les seules contre-indications reconnues sont :

> « les patients qui montrent des signes d'allergie après une dose de Gardasil et les patients qui présentent une forte fièvre. »

---

254. « Les essais cliniques du Gardasil ont-ils passé sous silence des effets secondaires ? » par Susan Matthews et Frederik Joelving, janvier 2018. http://www.slate.fr/story/155834/sante-essais-cliniques-vaccin-gardasil-laboratoire-merck-episode-1

Lors des études pivots menées selon les techniques scientifiques reconnues, il est habituel de prévoir un bras témoin de sujets qui ne reçoivent aucun traitement actif (bras placebo) afin d'évaluer, par comparaison avec le groupe traité les intolérances et effets secondaires du nouveau médicament.
Dans les deux études pivot citées, il existe bien des groupes témoins, mais au lieu de recevoir un *vrai* placebo, ces témoins ont reçu une préparation d'aluminium commune au vaccin, ce qui empêche par avance tout repérage des éventuels effets secondaires liés à ce produit largement mis en cause depuis les années 2000.
De plus, l'enquête récente de *Slate* citée précédemment[255] révèle certaines pratiques organisées par GSK pour minorer les effets secondaires reconnus.

> « Pour s'assurer de l'innocuité de son produit, le fabricant a utilisé une méthode biscornue qui a rendu impossible d'évaluer objectivement et de déclarer de potentiels effets secondaires. **Le signalement d'un problème** médical dans la catégorie des événements indésirables était **laissé au jugement de chaque enquêteur** qui devait estimer lui-même s'il s'agissait d'un effet secondaire qu'il valait la peine d'examiner plus avant. Les **autres problèmes** de santé étaient consignés sur **une fiche** réservée aux maladies n'ayant aucun rapport avec le vaccin et **intitulée « nouveaux antécédents médicaux**. »

255. Ibid.

« Sur tous les sites d'essais, Merck a également choisi de restreindre le signalement des événements indésirables – ce que le protocole de l'essai appelle "suivi clinique de sécurité"– à seulement **quatorze jours suivant chacune des trois injections** de Gardasil. Les maladies survenant en dehors de ces minuscules créneaux étaient reléguées à une seule ligne de la fiche des antécédents médicaux ! »[256]

Une approbation « pony express » par la FDA: procédure accélérée dite « *fast track* »

Malgré les biais méthodologiques majeurs des deux essais pivots, le vaccin quadrivalent a été approuvé en juin 2006 par la FDA, à l'issue d'une procédure accélérée (fast track[257]). Cette procédure (inventée pourtant pour des drogues destinées à guérir une maladie mettant en jeu la vie et sans traitement efficace) a permis à la firme de choisir des critères substitutifs, au lieu des critères classiques, et d'obtenir son AMM en seulement 9 mois (record absolu de l'époque)[258] chez les filles et les femmes âgées de 9 à 26 ans, pour la prévention des lésions supposées précancéreuses (CIN 1–3),

256. « Gardasil : comment le laboratoire s'est lui-même tiré une balle dans le pied », par Frederik Joelving, *Slate*, 5 janvier 2018.

257. *Fast track* est un processus conçu pour faciliter le développement et accélérer l'examen des médicaments pour traiter les affections graves et répondre à un besoin médical non satisfait. Créé par le Food and Drug Administration Modernization Act of 1997 (FDAMA) puis modifié par la Section 901 of the Food and Drug Administration Safety and Innovation Act of 2012 (FDASIA)

258. Tomljenovic, Shaw CA Too fast or not too fast : the FDA's approval of Merck's HPV vaccine Gardasil. J Law Med Ethics. 2012 Fall ; 40(3):673-81. doi : 10.1111/j.1748-720X.2012.00698. x.

des adénocarcinomes cervicaux in situ, des néoplasies intraépithéliales vulvaires 2 et 3, des néoplasies intraépithéliales vaginales 2 et 3, des verrues génitales causées par HPV-6 et HPV-11, et des cancers du col utérin, de la vulve et du vagin causés par le HPV-16 et le HPV-18.

L'élargissement des indications pour accroître le marché aux mâles

En octobre 2009, la FDA a élargi l'indication de l'utilisation du vaccin quadrivalent contre le HPV aux garçons et aux hommes âgés de 9 à 26 ans, afin de les protéger contre l'infection à papilloma virus et les verrues génitales causées par le VPH-6 et le VPH-11, là encore **sans aucune preuve d'efficacité** contre le cancer visé,[259] alors que la délivrance de l'AMM par les agences américaine et européenne a pourtant constitué l'argument principal de la campagne publicitaire sans précédent qui a suivi.

Si ce n'est lui, c'est donc son frère!

Dès 2013, le Dr Spinosa[260] rappelait l'origine multifactorielle du cancer et les incertitudes du vaccin :

> « La maladie précancéreuse et cancéreuse est la conséquence de la présence d'un virus, mais aussi et surtout d'un **déficit immunitaire**. Sur un terrain "permissif", si ce n'est pas le virus 16 ou 18, ce sera un de ses "frères" qui déclenchera un cancer. **Le fait de vous faire vac-**

259. Cf. chapitres 5 et 6.
260. *Paris Match* (17/12/2013).

> **ciner n'aura absolument rien changé**. Les études sur lesquelles se base le monde entier reposent sur une efficacité spécifique du vaccin (les lésions précancéreuses liées aux virus 16 et 18), mais ça ne suffit pas ! Or **l'efficacité sur l'ensemble des lésions précancéreuses a été évaluée, mais le chiffre n'a jamais été officialisé : 16,9 %**. On est très loin des 70 % attendus. »

La généralisation d'un vaccin expérimental (puisque les preuves d'une balance avantages- risques favorable n'étaient pas réunies), constituait une expérimentation. Mais les bénéfices financiers majeurs attendus (et obtenus largement par les firmes) prévalent et motivent le lobbying pour imposer une obligation vaccinale entraînant une prise de risque inutile pour la population.

Les leçons du Vioxx n'ont pas été pleinement tirées – ou n'ont pas voulu être tirées –, et la FDA est manifestement incapable d'éviter la répétition d'une autre catastrophe type Vioxx[261]. Le scandale sanitaire mondial du Gardasil ne pourra qu'exploser un jour. Comme pour le Vioxx la politique des firmes est claire : retarder par tous les moyens la révélation de la catastrophe. Il y aura peut-être davantage de victimes, mais sûrement tellement plus de bénéfices pour les actionnaires.

261. Sara Beardsley, Avoiding Another Vioxx Guarding against unsafe drugs means major changes, The Sciences, January 21, 2005

Le centre américain de contrôle des maladies transmissibles (CDC)

J. L. Gerberding, directrice du Centre de Contrôle des maladies transmissibles (CDC) à l'époque, est largement intervenue pour accélérer l'autorisation de mise sur le marché du Gardasil. Surprise, elle a depuis démissionné du CDC[262], pour travailler à la division des vaccins de Merck, fabricant du vaccin, dont elle est devenue la présidente. Son attitude très partisane pour le Gardasil a ainsi été royalement récompensée.

Un rapport de l'Inspecteur général de l'office chargé du contrôle de l'intégrité (OIG)[263] sur l'année 2007[264], document intitulé « La laxité des CDC dans les conflits d'intérêts » conclut :

> « Les centres américains de contrôle et de prévention des maladies (CDC) n'ont pas réussi à identifier ou à résoudre plus de la moitié des conflits d'intérêts potentiels entre les membres de son comité consultatif de 2007. »

Il précise :

> « Le CDC ne s'est pas assuré que les formulaires de déclaration de situation financière de presque tous

262. Et a vendu près de 40 000 actions de Merck (ce qui lui a rapporté plus de 2 millions de dollars).
263. oig.hhs.gov. Office of inspection general
264. Période de lancement du Gardasil dans lequel les CDC ont été très actifs.

> les fonctionnaires étaient complets. Le CDC n'a pas identifié, ni résolu les conflits d'intérêts potentiels pour les deux tiers des fonctionnaires, le CDC n'a pas veillé à ce que 41 % des fonctionnaires spéciaux reçoivent une formation en éthique, et quinze pour cent des fonctionnaires spéciaux n'ont pas respecté les exigences déontologiques lors des réunions du comité. »

Malheureusement, les préconisations de ce rapport DHHS n'ont apparemment pas été appliquées.
Le bureau de l'intégrité de la recherche (Office of Research Integrity ou ORI)[265] est chargé de surveiller les erreurs, les falsifications et les fraudes en recherche au sein des CDC, de la FDA et d'autres organismes de santé publique. En 2014, David Wrightson directeur, a démissionné après 2 ans de frustration en expliquant ses motifs dans une lettre adressée à l'Insider qualifiant

---

265. Office of Research Integrity (ORI) U.S. government agency focuses on research integrity, especially in health. It was created when the Office of Scientific Integrity (OSI) in the National Institutes of Health (NIH) and the Office of Scientific Integrity Review (OSIR) in the Office of the Assistant Secretary for Health merged in May 1992. The Office of Research Integrity oversees and directs Public Health Service (PHS) research integrity activities on behalf of the Secretary of Health and Human Services with the exception of the regulatory research integrity activities of the FDA. Bureau de l'intégrité de la recherche (ORI), organisme gouvernemental américain qui se concentre sur l'intégrité de la recherche, en particulier dans la santé, créée lorsque le Bureau de l'intégrité scientifique (OSI) des instituts nationaux de la santé (NIH) et le Bureau de l'examen de l'intégrité scientifique (Osir) du Bureau du sous-secrétaire à la santé ont fusionné en mai 1992. Le Bureau de l'intégrité de la recherche supervise et dirige les activités de l'intégrité de la recherche du service de santé publique (PHS public health service) au nom du Secrétaire à la Santé et aux services humains, à l'exception des activités de l'intégrité de la recherche en matière de réglementation des aliments et des médicaments de la FDA.

le DHHS[266] « *d'agence remarquablement dysfonctionnelle* » à « *l'environnement intensément politique* » où ses supérieurs affirmaient que son travail devait se cantonner à celui d'un « *joueur d'équipe* » destiné à « *valoriser ses patrons* ».

En 2016, une déclaration publique publiée par le un groupe de donneurs d'alerte du CDC qui s'est nommé l'araignée (« Spider »)[267] précise :

> « Nous sommes un groupe de scientifiques du CDC très préoccupés par l'état actuel de l'éthique au sein de notre agence. Il semble que notre mission soit influencée par des pressions extérieures et des intérêts privés et que certains de nos dirigeants trahissent la mission que le Congrès a confié à notre agence… **Les employés sont intimidés et pressés de faire des choses anormales**… Les données ont été clairement manipulées de manière irrégulière. Ce climat de mépris met beaucoup d'entre nous dans des positions difficiles ».

La nouvelle Commission sur la sécurité des vaccins et de l'intégrité scientifique : « *un puits de corruption* »

Robert Kennedy Junior, neveu de John Fitzgerald Kennedy, nommé en janvier 2017 à la tête de la nouvelle « Commission sur la sécurité des vaccins et de

---

266. https://dhhs.vic.gov.au Le département de la Santé et des Services sociaux des États-Unis est un département de l'administration américaine chargé de la politique en matière de santé. Il a été créé en 1979, de la scission du département de la Santé, de l'Éducation et des Services sociaux.
267. Qui représente les scientifiques du CDC qui tentent de préserver l'intégrité, et l'éthique dans la recherche.

l'intégrité scientifique » de Donald Trump, a déclaré au Vermont State House :

> « Le CDC est une agence en difficulté. Il y a eu quatre études fédérales distinctes sur la division des vaccins du CDC. Une par le Sénat des États-Unis (une étude de trois ans), l'une par la Chambre, l'autre par le NHS par l'Inspecteur général et la dernière, cette année par le Bureau de la recherche et de l'intégrité. Et tous ensemble et séparément, brossent un tableau d'une agence qui est devenue un **puits de corruption**. »

Et pour confirmer ses dires, un an plus tard, la nouvelle directrice, Brenda Fitzgerald a dû démissionner après la révélation des liens d'intérêts qu'elle entretenait avec l'industrie du tabac, alors que son agence était chargée de lutter contre le tabagisme, première cause de mortalité par cancer aux USA[268].

Enfin, malheureusement, la saga du Covid-19 a confirmé la profondeur de la corruption bien détaillée dans le livre majeur de Kennedy junior[269].

---

268. 24 heures auront suffi pour mettre fin à *« des intérêts financiers complexes »*. Telle est la formule pour le moins diplomatique que l'on peut lire dans le communiqué du secrétartiat d'État à la Santé américain pour évoquer les conflits d'intérêts à l'origine du récent départ de la directrice des centres américains de contrôle et de prévention des maladies (CDC), le Dr Brenda Fitzgerald, 71 ans. Résultat, une procédure express de démission prise et acceptée dans les 24 heures qui ont suivi les révélations du 30 janvier 2018 du journal *Politico.* » https://www.sciencesetavenir.fr/sante/la-directrice-des-cdc-americains-demissionne-pour-conflits-d-interet_120512

269. The Real Anthony Fauci : Bill Gates, Big Pharma, and the Global War on Democracy and Public Health Relié – 16 novembre 2021 Children'health defense ED.

La présentation biaisée des résultats par le CDC

On ne doit donc pas s'étonner du communiqué trompeur du CDC sur le Gardasil prétendant que « *la diminution du cancer du col de l'utérus de 1999 à 2015 représente une tendance continue depuis les années 1950* », omettant de préciser que la diminution d'incidence est due au dépistage par frottis et cesse après 2007 et la mise sur le marché du Gardasil, mais l'amalgame permet une manipulation du public.

L'examen des chiffres officiels du U.S. Cancer Statistics Working Group montre que **la diminution n'a été continue que de 1950 à 2007** : de 14 en 1975 à 6.67 en 2007, grâce au dépistage par frottis du col utérin. Depuis la mise sur le marché du vaccin (fin 2006), l'incidence standardisée du cancer du col dans l'ensemble de la population ne diminue plus et atteint 7,5/100000 en 2019.[270].

Faillite de l'éthique médicale

Cette dérive marchande est la conséquence de l'aggravation progressive des conflits d'intérêts depuis les années Reagan qui menace directement la probité de la science en général et particulièrement la médecine. Ce phénomène s'est renforcé dans les années 1990 par la suppression systématique de tous les mécanismes de protection des conflits d'intérêt, et de toutes les voix

270. U.S. Cancer Statistics Working Group. U.S. Cancer Statistics Data Visualizations Tool, based on 2021 submission data (1999-2019) : U.S. Department of Health and Human Services, Centers for Disease Control and Prevention and National Cancer Institute ; https://www.cdc.gov/cancer/dataviz, released in November 2022.

critiques aboutissant sous l'administration Clinton et Obama à un état de faillite éthique de la médecine occidentale.

L'Agence européenne des médicaments (EMA) au service des firmes

L'Agence européenne des médicaments (EMA)[271] a donné l'autorisation de mise sur le marché au Gardasil en 2006, alors même que les études n'étaient pas achevées, ni la durée de protection du vaccin établie, ni la réalité de son action contre le cancer invasif démontrée. Cette agence rivalise avec la FDA pour accorder toujours plus vite des autorisations de mise sur le marché à de plus en plus de nouveaux médicaments.

EMA : entre rapport interne et officiel

Dans un rapport interne de l'Agence européenne du médicament de 2014 concernant le Gardasil 9, obtenu par le biais d'une demande d'accès à l'information, des experts qualifient l'approche du laboratoire de « *non-conventionnelle et sous-optimale* » et estiment qu'elle laisse des « *incertitudes* » quant à son profil d'innocuité.

Les inspecteurs des essais de l'Agence européenne du médicament ont fait le même genre d'observations dans un autre rapport, notant que la procédure de Merck *« ne constituait pas une méthode optimale de collecte de données d'innocuité, tout particulièrement pas*

271. Rappelons que l'EMA est financée à 80 % par les firmes.

des effets secondaires systémiques susceptibles d'apparaître longtemps après l'injection des vaccins ». Mais leurs observations ne figurent pas dans les rapports publiés.

Suppression du groupe témoin

À l'issue de l'essai, le laboratoire a vacciné les femmes du groupe témoin, prétendant ainsi les faire « bénéficier » de la protection vaccinale, mais empêchant ainsi toute évaluation ultérieure des complications tardives dues au vaccin... Vous ne pourrez pas connaitre les ennuis à long terme, ou plutôt vous ne pourrez pas les attribuer au vaccin de façon certaine !

Impossibilité d'évaluation valable : trop de biais

Efficacité majorée par des critères substitutifs non pertinents, toxicité minorée par un faux adjuvant, une vaccination secondaire des femmes du groupe témoin, et un recueil des données des effets secondaires très discutable, rendaient l'évaluation initiale de la balance avantage/risque du Gardasil très hasardeuse.

Une dérive généralisée à toutes les autorisations de mise sur le marché

En 2005, une étude[272] portant sur les dix premières années de fonctionnement de l'EMA (de janvier 1995 à décembre 2004) révélait que la plupart des nouveaux médicaments anticancers mis sur le marché par l'agence

272. G Apolone Ten years of marketing approvals of anticancer drugs in Europe : regulatory policy and guidance documents need to find a balance between different pressures British Journal of Cancer (2005) 93, 504–509.

l'avait été sur des essais utilisant des critères substitutifs non pertinents et sans étude sérieuse de la toxicité. Elle concluait que si la mise à disposition rapide des nouveaux médicaments peut être utile aux malades elle ne doit pas être réalisée aux dépens de la sécurité.
Les liens d'intérêt et la corruption y règnent en maître[273]. Aucune garantie d'indépendance des experts, pas de contrôle des conflits d'intérêts, déclarations d'intérêts périmées…

Alertes dans le vide

Pourtant, les alertes ne manquent pas, mais ignorées par la grande presse et les médias audiovisuels (sauf exceptionnellement).
Le Formindep, association française indépendante[274] de professionnels et citoyens, et la revue *Prescrire*[275] ont divulgué une étude réalisée en 2008 selon laquelle[276] :

> « Les auditeurs ont étudié un échantillon de : 36 experts externes ; 15 chefs de projet chargés au sein de l'EMA de procédures d'autorisation de mise sur le marché (AMM) ; et 8 demandes d'AMM. Des "incidents" ont été notés pour 26 des 36 experts : informations manquantes ou pas à jour dans le fichier des liens d'intérêts de l'EMA, déclarations non signées, informations dif-

273. « Le gendarme européen du médicament testé corrupto-positif », *Le Canard Enchaîné*, 7 décembre 2011.
274. http://formindep.fr/
275. La revue *Prescrire* juillet 2012/tome 32 N° 345
276. Internal Audit Service "Final audit report on selected administrative procedures supporting the provision of scientific evaluation for human medicines in the European Medicines Agency - 30 avril 2009" : 39 pages.

> férentes entre les documents papier et le contenu du fichier informatique, etc. Un des 15 chefs de projet a déclaré avoir travaillé pour une firme en 2006, puis a été chef de projet pour 3 médicaments de cette firme. Deux ont déclaré avoir travaillé pour 2 firmes pendant plus de 5 ans, puis ont été chef de projet pour des médicaments de ces firmes. Un a déclaré avoir des actions d'une firme, et a été chef de projet pour 3 médicaments de cette firme. Un a été chef de projet pour le médicament d'une firme où, selon sa déclaration, son conjoint travaillait. Pour 5 des 8 dossiers d'AMM audités, 6 experts ont participé à l'évaluation du médicament sans être enregistrés dans le fichier d'experts de l'EMA. Dans 11 cas où l'analyse a priori avait révélé un risque élevé de conflit d'intérêts, aucune suite n'a été donnée, contrairement au règlement de l'EMA. Pour 3 médicaments, la déclaration de 6 experts n'était pas à jour. »

Comme à la FDA ou au CDC, les recommandations de l'audit de 2009 ont été ignorées par l'EMA ainsi que le constatait en 2012 un nouvel audit[277] réalisé par la Cour des comptes européenne, confirmant le défaut de dispositif de prévention et/ou résolution des conflits d'intérêt au sein de l'EMA (ainsi que dans 3 autres agences européennes).

277. European court of auditors) (2012), Management of conflict of interest in selected EU Agencies ; Special Report no 15 2012 [archive] ; ISBN 978-92-9237-876-9 ; Doi : 10.2865/21104, PDF, 106 pp

Agence européenne et conflits d'intérêts : un modèle !

La gestion scandaleuse des conflits d'intérêts par l'EMA a d'ailleurs constitué le motif principal du refus du Parlement européen de donner quitus à l'EMA pour l'année 2010.

En 2011, lors du scandale du médiator, Michèle Rivasi et Éva Joly[278] ont dû saisir l'Office européen de lutte anti-fraude (Olaf) pour empêcher que ne soient retenus par l'EMA les experts trop liés au laboratoire.

La politique de l'agence s'est illustrée de manière caricaturale par le parcours de son ancien directeur bien détaillé par le Formindep. Dès le lendemain de son départ de l'EMA, Thomas Lönngren rejoignait le conseil d'administration de NDA Ltd, société de lobbying au service des firmes pharmaceutiques, pantouflage officiellement incompatible avec le statut de fonctionnaire européen[279], tout en étant directeur non exécutif de CBio[280], conseiller de Novo Nordisk[281], de Lundbeck[282], et Essex Woodlands Health Venture[283]. Anne Chailleu de Formindep, appuyée par Alliance

278. 2011, déclaration de Michèle Rivasi : « *Eva Joly et moi-même en tant que députée européenne, faisons une saisine de l'Office européen de lutte anti-fraude (Olaf) qui ouvre une enquête sur les conflits d'intérêts au sein de l'Agence européenne des médicaments (EMA) dans l'affaire du Médiator.* »

279. Qui prévoit un délai de viduité de deux ans après la fin des fonctions, afin d'éviter d'évidents conflits d'intérêts mais le comité de direction de l'Agence l'a autorisé à ne pas respecter cette clause gênante.

280. Société australienne développant des biothérapies.

281. Laboratoire danois, spécialiste des insulines.

282. Laboratoire danois, spécialiste de la psychiatrie, lié à Merck.

283. EWHV est un fonds d'investissement américain dans le secteur de la santé.

for Lobbying Transparency and Ethics Regulation (ALTER-EU)[284], a commenté l'affaire ainsi :

> « Les pantouflages, où les régulateurs se confondent avec les régulés, sont au cœur du modèle économique… L'industrie exploite ses liens avec le cadre réglementaire européen. Cela porte atteinte à la confiance que les citoyens européens devraient accorder aux fonctionnaires nommés pour protéger la santé publique. »

L'EMA s'était engagée à devenir plus transparente en 2010 après que l'ombudsman européen[285] eut vivement critiqué l'agence, pour avoir refusé de partager des données sur deux médicaments avec des chercheurs danois. Mais depuis cet engagement, l'EMA a dressé toutes sortes de conditions et contraintes pour empêcher l'accès réel du public aux données des essais.

---

284. L'Alliance pour la transparence et l'éthique en matière de lobbying regroupe plus de 200 groupes de la société civile et syndicats concernés par l'influence croissante exercée par les lobbyistes sur l'agenda politique en Europe. Cela peut entraîner la perte de démocratie dans le processus décisionnel et le report, ou le rejet des progrès urgents dans les réformes sociales, environnementales et de protection des consommateurs.
285. Ombudsman (du suédois ombudsman, signifiant « médiateur », « défenseur » ou « protecteur » ; ombudsmän au pluriel) est une personne chargée de représenter un ensemble de personnalités physiques ou juridiques. Son champ de compétence porte sur des différends de type administratif dans le secteur public ou privé. Comme le recours à un médiateur, le recours à un ombudsman est gratuit. La fonction connaît diverses désignations suivant les pays (défenseur des droits en France). https://www.bing.com/search?q=ombudsman&form=EDGEAR&qs=PF&cvid=d5e05644c3344f4cb972f46c02872d48&cc=FR&se

« Demandez au chat de surveiller le lait… »

Le parti pris de l'EMA pour le Gardasil est devenu évident en 2015, lors du scandale qui a éclaté après la notification à la commission européenne d'effets secondaires observés à Copenhague, suivie quelques mois plus tard, d'un avis soi-disant unanime de quarante pages de l'agence européenne qui écartait tout lien de causalité entre les troubles observés et le Gardasil.

Mais, d'après Stéphane Foucart [286], les plaignants ont obtenu à l'automne 2015 un rapport intermédiaire confidentiel de 256 pages de l'EMA qui montre que, contrairement aux conclusions rassurantes du rapport officiel, l'unanimité d'opinion ne régnait pas parmi les experts.

Ce rapport intermédiaire révèle en outre les conditions de confidentialité invraisemblables auxquelles sont soumis les experts de l'EMA.

> « Une obligation **de confidentialité à vie**, qui inclut, par exemple, le fait qu'il y ait eu une réunion, que vous y ayez participé, son ordre du jour, ses participants, tous les éléments de discussions, son issue, les produits et les entreprises concernés… Toute documentation relative à l'expertise « doit être stockée dans un endroit sûr ou détruite. De telles conditions sont elles-mêmes confidentielles. »

---

286. « Des médecins danois accusent l'Agence européenne des médicaments d'avoir biaisé une expertise sur les vaccins contre le cancer du col de l'utérus », par Stéphane Foucart, Le Monde, (09/12/2016).

Un tel niveau de dissimulation organisée évoque plus les agissements de services secrets préparant et réalisant des exécutions illégales qu'une agence publique au service de la sécurité sanitaire des citoyens.
P. Peter Gøtzsche s'étonne :

> « Avant de mettre la main sur ce rapport, nous ignorions le niveau de secret auquel sont astreints ceux qui participent aux travaux de l'EMA. »

De plus, selon Tom Jefferson, coauteur de la plainte, l'agence n'a pas enquêté elle-même, mais s'est contentée de répéter l'avis du fabricant.

> « Dans toute la documentation à laquelle nous avons eu accès, nous n'avons vu **aucune trace d'une analyse indépendante des données par les experts de l'EMA**, L'EMA a posé une série de questions aux fabricants, qui ont interrogé eux-mêmes leurs propres bases de données. Mais l'EMA n'a pas vérifié ces données, elle n'a pas conduit les analyses par elle-même ! C'est comme si vous demandiez au chat de surveiller le lait… »

La persévérance de l'EMA à valider sans contrôle les études transmises par les fabricants et son absence totale de transparence, ulcèrent les plaignants. « *C'est grotesque,* tempête Peter Gøtzsche. *Tout le monde sait que les firmes ont tout intérêt à minimiser ce qu'il y a dans leurs registres.* »
L'EMA privilégie manifestement l'intérêt des firmes pharmaceutiques et refuse d'appliquer la transparence

et la fiabilité pourtant indispensables à la prévention des catastrophes sanitaires.

L'Agence française du médicament

En France, l'AMM s'impose après avis positif de l'agence européenne du médicament (EMA), UE oblige. Seuls le prix et le taux de remboursement[287] relèvent de l'État français…
En conséquence, selon la fiche de la Haute autorité de Santé (HAS) :

> « Les vaccins CERVARIX et GARDASIL ont l'AMM en prévention des lésions précancéreuses du col de l'utérus dues à certains Papillomavirus (HPV 16 et 18). Cet effet protecteur a été maintenu après 4 ans de suivi. **L'effet de ces deux vaccins n'est pas établi en prévention des cancers du col.** »

Le Gardasil a aussi l'AMM en prévention des lésions (supposées) précancéreuses vulvaires et vaginales.

> « Sa composition incluant deux types d'HPV supplémentaires (HPV 6 et 11) par rapport à CERVARIX, il a également un effet protecteur maintenu pendant 4 ans sur les lésions génitales (condylomes) dues aux HPV de génotypes 6 et 11.
> CERVARIX a une plus grande capacité que GARDASIL à induire une protection croisée vis-à-vis des HPV oncogènes autres que les HPV 16 et 18. »

287. https://www.has-sante.fr/portail/jcms/c_1232860/en/gardasil

On remarquera qu'en contradiction avec les grandes envolées lyriques des médias et du ministère pour tenter d'imposer par la loi cette vaccination expérimentale, **la HAS, dans cet avis de 2012, reconnaît et souligne l'absence de preuve « *en prévention des cancers du col* »**. Aucun document actualisé ne vient contredire ces affirmations.

Depuis la création de l'EMA, l'Agence française du médicament ne constitue plus qu'un bureau d'enregistrement des AMM qu'émet l'EMA selon des procédures qui n'assurent plus la sécurité sanitaire des populations.
Il ne reste comme moyen de régulation nationale que la décision de remboursement et de son taux. Celle-ci est théoriquement subordonnée à l'examen de la commission de la transparence et son évaluation de l'amélioration du service médical rendu (ASMR), qui de fait n'est pas respecté, s'il n'existe pas de médicament concurrent... Facile !

Indépendance des experts en France ?
L'indépendance des agences sanitaires constitue le préalable indispensable à leur mission de protection de la santé publique et à la confiance qu'on peut leur accorder. Au sein de l'agence française, et depuis sa création des règles précisent que : tout membre des commissions ou expert extérieur a l'obligation de remplir une déclaration d'intérêts et d'y renseigner l'intégralité des liens avec les industriels. Le déclarant s'engage

personnellement à la sincérité et l'exhaustivité de sa déclaration d'intérêts qu'il remplit. Les déclarations sont examinées à l'occasion de chaque évaluation de produits de santé. Toute personne (expert ou membre de la commission) est écartée des débats et des votes, s'il y a une situation potentielle de conflit d'intérêts. Les membres des commissions et les experts sont tenus de respecter la stricte confidentialité sur les dossiers en cours d'évaluation.

Malheureusement, les scandales à répétition montrent que cette indépendance n'est souvent qu'un vœu pieux. Dans l'affaire du médiator, huit des quinze personnes physiques mises en examen étaient des experts ou des dirigeants de l'agence du médicament qui avaient eu des activités de conseil pour Servier.

Mediapart[288] a en effet révélé que Gilles Bouvenot président de la commission de la transparence de 2003 à 2014), Bernard Avouac (président de la commission de la transparence de 1989 à 1998), Jean-Pierre Reynier (vice-président de la commission d'autorisation de mise sur le marché de 1994 à 2002 et membre du conseil d'administration de l'agence européenne du médicament), Christian Jacquot (membre de la commission d'autorisation de mise sur le marché de 1996 à 2012), Renée-Liliane Dreiser (ancienne experte auprès de la commission de la transparence) et quelques autres, avaient mené, sans jamais les déclarer des activités rémunérées de consultants pour l'industrie pharma-

288. M Hajdenberg p Pascariello Revealed : how bosses of French medicines regulators secretly advised drugs companies Mediapart MARCH 26, 2015

ceutique. Mediapart précisait que pour ces activités de conseil, les intéressés recevaient des rémunérations en liquide - allant de 1 500 à 60 000 voire jusqu'à 100 000 euros – ou encore des invitations à des congrès, des « *déjeuners fins* » ou des « *spectacles d'opéra* ».

Lorsque la commission ne rend pas un avis qui satisfait les firmes pharmaceutiques, le pouvoir politique intervient pour le retoquer et imposer une décision en leur faveur.

Dans le cas du Gardasil, l'avis de la Commission de transparence de la HAS attribuait au vaccin une ASMR 3 qui n'aurait pas normalement permis le remboursement. Mais le ministre avait annoncé que le remboursement serait accordé à la représentation nationale, avant même que la commission n'ait statuée[289]. Pourquoi ? Quelle urgence ?

289. Sous le règne de Xavier Bertrand, ministre de la Santé. La décision ne sera pas modifiée par son successeur, Roselyne Bachelot, ni les suivants, et le président actuel rêve de rendre obligatoire ce vaccin inefficace contre le cancer et dangereux.

9.
Une triste histoire de corruption[290] : propagande médiatique, liens d'intérêts, incitations, corruptions, pressions, menaces

« Le lobbying, c'est la volonté de faire primer l'intérêt particulier contre l'intérêt général quand ce dernier devrait faire la loi : plus le premier se montre fort, plus le second s'avère faible. Notre époque sans État est tout aux lobbies. Quand la République agonise, comme en ce moment, le pouvoir est aux meutes sans foi ni loi. Le lobbying est le retour de la bête dans un champ démocratique dévasté. »
Michel Onfray

« Dis-moi qui te paie, je te dirai qui tu es »
Proverbe français

« L'homme ne descend pas du singe, mais du mouton. »
Origine de la preuve sociale

290. Médiator, Vioxx, etc.

La catastrophe du Gardasil, comme toutes les catastrophes sanitaires qui l'ont précédée[291], n'est malheureusement pas un accident imprévisible. Elle est la conséquence logique des liens d'intérêts, de la corruption, mais aussi des pressions, de la soumission à la preuve sociale[292], de cette association de « crédulité et corruption » bien mise en valeur par le livre du professeur Even[293]. Sans une opération main propre pour la santé [294], d'autres catastrophes sanitaires surviendront inéluctablement que les gouvernants et les médias attribueront comme d'habitude à « pas de chance, malheureux hasard, incroyable concours de circonstances » ou à un lampiste de passage. Tous ne sont pas corrompus, mais comme l'explique clairement le PR Even, les collègues qui ne le sont pas ne peuvent même pas imaginer la profondeur de cette corruption de nos sociétés, y compris en médecine. La manipulation, la propagande et la crédulité font le reste.

291. Lire, entre autres, *La face cachée des médicaments*, Michalon, 2011.
292. Si tout le monde pense comme cela, ce doit être vrai : la « preuve sociale » est une théorie simple, qui explique pourtant beaucoup de nos comportements en société. Face à une situation sur laquelle nous avons peu d'informations et qui demande une réaction rapide (nous n'aurons alors pas d'informations supplémentaires), que faut-il faire ? La réponse se trouve dans le comportement de tous les animaux sociaux : nous imitons les autres. https://delivre.wordpress.com/2007/12/20/la-preuve-sociale-ou-lhomme-mouton/
293. *Corruptions et crédulité en médecine*, Le Cherche-Midi, 2015.
294. L'opération « Mains propres sur la santé » est une initiative de Michèle Rivasi (députée européenne EELV), Philippe Even, l'association Anticor et le Formindep, lancée en janvier 2015 et dénonçant la surconsommation de médicaments et les prix prohibitifs pratiqués, fruit des multiples conflits d'intérêts.

La propagande médiatique en faveur de la vaccination par Gardasil

Plusieurs années avant l'autorisation de mise sur le marché du Gardasil, une campagne de marketing mensongère a préparé la population mondiale à l'accepter. Comme lors de la crise du Covid, on a fait croire que l'infection était très dangereuse pour imposer la solution miracle du vaccin !

Un budget de marketing inégalé pour fabriquer la demande

Pour assurer son succès financier, Merck a précédé la sortie de Gardasil avec un marketing coûteux de « *sensibilisation à la maladie* » au HPV qui a grandement exagéré les risques pour la santé du HPV et duré plusieurs années avant l'approbation par la FDA.

Merck a créé un marché par une campagne de propagande visant à effrayer et à culpabiliser les parents qui n'auraient pas fait vacciner leurs enfants[295]. Le message de Merck était que « *le cancer du col de l'utérus est un tueur de jeunes femmes* », bien que l'âge moyen de développement du cancer du col de l'utérus est de 50 ans et que le cancer est pratiquement inexistant chez les femmes de moins de 20 ans.[296]

295. « À partir de 2004, Merck a injecté des millions de dollars dans des organisations de lobbying politique telles que Women in Government et NACCHO aux USA ». https://reseauinternational.net/gardasil-episode-7-entre-mensonges-et-corruptions/

296. https://www.lawsuit-information-center.com/gardasil-hpv-vaccine-lawsuit.html

Désinformation et corruption

Merck a tenté de rendre le Gardasil obligatoire pour tous les écoliers en utilisant des tactiques alarmistes et en fournissant des incitations financières aux responsables administratifs et aux législateurs.

Afin de comprendre comment un vaccin, qui n'a toujours pas prouvé (après 17 ans d'injection et plus de 200 millions de doses vendues), qu'il pouvait prévenir le cancer, ni qu'il était sans danger, est conseillé et parfois même imposé par les autorités sanitaires, il faut rappeler l'intense propagande des médias et l'inextricable filet de liens d'intérêt que les firmes ont développé, depuis plus de 20 ans, avec les experts, les fonctionnaires des ministères de la Santé et les politiques jusqu'au plus hauts niveaux.

Aux États-Unis

D'après l'excellente enquête de Sophie Des Déserts publié le 4 avril 2014 dans *L'Obs*[297], Hillary Clinton aurait écrit en novembre 2005 au secrétaire d'État à la Santé pour lui demander d'approuver au plus vite le Gardasil, en oubliant de mentionner que le laboratoire sponsorisait la Fondation de son époux pour plusieurs millions de dollars.

Le conseiller du secrétariat américain à la Santé en charge du dossier Gardasil, John Bosnego, était employé du laboratoire fabriquant le vaccin, et possédait des stocks options de l'entreprise.

---

297. nouvelobs.com/l-enquete-de-l-obs/20140404.OBS2688/exclusif-cancer-du-col-de-l-uterus-pourquoi-le-vaccin-gardasil-fait-peur.html

La directrice du CDC s'agitait pour obtenir une AMM pony express, attitude qui n'est certainement pas étrangère à sa nomination depuis à la tête de la division vaccin de Merck.

Grâce à ces appuis aux plus hauts niveaux de l'État américain, GSK a réussi à obtenir une procédure accélérée de la FDA alors que le vaccin ne remplissait pas les conditions justifiant une telle procédure puis une autorisation éclair [298] de mise sur le marché du Gardasil en 2006, avant même que les études soient achevées, alors que son efficacité contre le cancer n'était pas démontrée ni même la durée de protection du vaccin contre l'infection.

Plus tard, Madeleine Albright, l'ancienne secrétaire d'État aux Affaires étrangères, ira convaincre les autorités roumaines de recommander le vaccin, comme le révèlent les câbles WikiLeaks évoqués par Anne-Laure Barret.

Le candidat Obama a reçu pour sa campagne de 2008 plus de 700 millions de dollars de dons. Aux États-Unis, les limites imposées pour les dons ne s'appliquent qu'aux partis politiques et ces limites peuvent ainsi être contournées en créant un ou plusieurs comités d'action politique (« Political Action Committee » ou PAC). Ces groupes amassent des fonds dans le but de financer toutes sortes d'actions visant à promouvoir ou à attaquer un candidat à l'élection présidentielle. En janvier 2010, un amendement a supprimé les plafonds pour les dons accordés aux PAC, transformant les PAC

298. En 9 mois, record absolu de l'époque.

en « super PAC », doté d'une puissance financière considérable. Et parmi les donateurs l'industrie pharmaceutique est l'une des plus généreuses.

Centre International de Recherche sur le Cancer (CIRC ou IAR[299])
Cette organisation est liée aux firmes par ses experts qui travaillent pour les laboratoires Merck, Sanofi-Pasteur, GSK, et d'autres. Sur la liste des auteurs des publications sur le cancer du col de l'utérus du CIRC ces dernières années, on remarque en bonne place Joseph Monsonégo, conseiller commercial des firmes fabriquant et commercialisant le Gardasil, comme nous le verrons plus loin.
Sans recherche publique indépendante des firmes, il y a toujours un risque de manipulations des données par les experts et instrumentalisation des résultats biaisés par les firmes. La publicité actuelle faite par le CIRC pour le Gardasil chez le garçon contre le cancer ORL en est une tragique démonstration.

Un lobbying agressif
Une fois l'AMM accordée et l'appui du CDC obtenu, Merck a utilisé sa force de persuasion et de vente, considérable. De nombreux élus de différents états US ont été approchés et parfois soudoyés pour rendre la vaccination obligatoire.
Selon l'enquête remarquable de M. M. Mello[300] : dans

299. International Research Agency.
300. Michelle M. Mello Pharmaceutical Companies' Role in State Vaccination Policy making : The Case of Human Papillomavirus Vaccination Am J Public Health. 2012 ; 102 : 893–898.

tous les États, Merck servait de source d'information aux législateurs et aux fonctionnaires du ministère de la Santé. La société Merck a constitué la principale source d'informations scientifiques sur le Gardasil et les possibles stratégies préventives potentielles, compromettant la prise de décision indépendante par les décideurs. Les représentants de Merck ont participé aux réunions des groupes de travail et des comités consultatifs, déclarant n'avoir contribué à la discussion qu'à la demande. Un responsable de la santé a déclaré : « *Ce sont certainement les décideurs qui ont pris la décision* » ! Comment le croire ?
Merck a exercé des pressions directes à des degrés divers, contactant de manière proactive les législateurs pour discuter des stratégies visant à maximiser l'adoption de Gardasil, soit directement par l'intermédiaire des employés de la société Merck, soit en faisant appel à des conseillers politiques locaux, à des médecins de premier plan ou à des cabinets de relations publiques.

Lois spécifiques suggérées par le laboratoire Merck

Les représentants de l'entreprise ont proposé des législations spécifiques, et tenté d'imposer la vaccination comme obligatoire pour entrer à l'école dans la plupart des États.
Les responsables politiques et administratifs interrogés ont souligné que les activités de Merck n'étaient pas inhabituelles, même si le public semblait ignorer que les sociétés privées jouaient un tel rôle dans le processus législatif. L'un d'eux a commenté : « *Presque toutes*

les obligations de vaccination que nous avons récemment prises ont été le résultat, au moins en partie, des efforts de l'industrie pharmaceutique ». Dans l'Indiana, les répondants ont systématiquement souligné la forte intensité du lobbying pour la législation relative aux obligations vaccinales lors de l'admission à l'école. L'un d'entre eux a comparé cette pression à une « *frénésie alimentaire pour nous convaincre que c'était la meilleure chose depuis le pain en tranches* ».

En plus du lobbying direct sur les élus, Merck s'est intéressé aux organisations professionnelles médicales et d'autres groupes d'intérêt. La plupart des personnes interrogées dans les organisations médicales et de santé publique ont qualifié cette « *action de sensibilisation banale* », bien que son intensité ait été considérable : « *les représentants des CDC étaient assaillis par des représentants pharmaceutiques constituant des comités consultatifs autour d'elles.* »

Lobbying auprès des associations

Merck a également soutenu financièrement des associations sans but lucratif susceptibles de l'aider à promouvoir son vaccin de manière apparemment « indépendante ». Une organisation qui travaillait depuis longtemps dans le domaine de la prévention du cancer a indiqué que Merck et GlaxoSmithKline, avaient accordé des dons sans restriction pour la première fois après le lancement de Gardasil.

Certains répondants ont trouvé inconvenant que Merck tire profit d'une obligation vaccinale, après que les législateurs restreignant la liberté individuelle, eurent été influencés par une entreprise ayant un intérêt financier dans la législation. Il était inapproprié que cette entreprise finance des efforts visant à persuader les États et les fonctionnaires de rendre la vaccination contre le VPH obligatoire.

Au Texas, Merck a embauché l'ancien chef de cabinet du gouverneur Rick Perry en tant que lobbyiste et a versé 6 000 dollars au gouverneur et 38 000 dollars à d'autres législateurs. En février 2008, M. Perry a ordonné que toutes les écolières soient vaccinées avec Gardasil, mais cette obligation été supprimée quelques mois après la révélation des conflits financiers. Il a aussi tenté de faire passer une loi imposant le Gardasil à toutes les immigrantes, avant leur entrée sur sol américain.

Une campagne de publicité très rentable

En juin 2008, une grande campagne publicitaire a débuté avec la projection du film *Sex and the City* précédé d'un concentré d'informations trompeuses. De la même manière, on a distribué aux candidates au vaccin des bons d'achat pour des vêtements et autres avantages en nature.

Cette année-là, Merck a remporté les prix d'excellence en publicité et marketing pharmaceutique et Gardasil nommée marque de l'année par le magazine *Pharmaceutical Executive.*

Cette campagne de promotion a élevé le Gardasil au rang d'un des meilleurs produits de Merck, avec des **ventes mondiales dépassant les 2,7 milliards de dol-**

lars en 2016, d'après *Les Echos*[301]. MSD, qui a vu ses ventes de Gardasil bondir de 14 % en 2016, détient plus de 80 % du marché, le Cervarix de GSK s'adjugeant le reste. Le vaccin constitue la troisième source de revenus de MSD en termes de chiffre d'affaires et représente une part croissante de ses bénéfices[302].

Grands progrès de la propagande mondiale

La publicité pharmaceutique n'est pas nouvelle, mais la campagne du Gardasil a constitué une véritable innovation, car les vaccins jusqu'alors bon marché et peu rentables, bénéficiaient rarement de gros budgets de promotion. Les deux vaccins, prétendument contre le cancer du col de l'utérus, sont les premiers d'une vague de vaccins à prix très élevés, et la complicité des politiques acceptant de tels tarifs a ouvert un nouveau domaine très lucratif pour l'industrie. La leçon a payé pour Big Pharma qui l'a utilisée, améliorée, développée jusqu'à la nausée pour imposer l'injection génique contre le Covid-19 avec les drames qui s'ensuivent et explosent à la vue de tous en ce mois d'avril 2023.

Dans de nombreux autres pays, lobbying et corruption incitent les politiques à exercer des pressions pour que les décisions des agences sanitaires et commissions soient favorables au Gardasil et maintenant aux pseudovaccins anticovid et aux nouveaux vaccins contre le VRS, la grippe, etc. C'est souvent d'autant plus facile

301. « Cancer : le potentiel du vaccin vedette de MSD revu à la hausse », par C. Ducruet, Les Echos (29/05/2017).

302. « Merck : les ventes de vaccins dopent les bénéfices au 2e trimestre », *Le Courrier Picard* (28/07/2017).

que dans certaines commissions siègent une majorité d'experts liés aux laboratoires.

Soupçons de corruption à la fondation Nobel

La publicité du vaccin utilise largement le prix Nobel accordé en 2008 à Harald zur Hausen pour sanctifier le Gardasil. Mais cette attribution est entachée de forts soupçons de fraude[303].

Astra Zeneca, par l'intermédiaire de sa filiale Med immune, perçoit des royalties des firmes Merck Sharp et Dome (pour le Gardasil) et GlaxoSmithKline (pour le Cervarix) qui fabriquent les deux vaccins contre le papillomavirus. La firme avait donc tout à gagner à ce que le prix Nobel 2008 salue la découverte de Harald zur Hausen

Or, l'un des membres votant du comité du prix Nobel de médecine, le Pr Bo Angelin, siégeait en même temps au conseil d'administration d'Astra Zeneca qui lui a versé 30 000 dollars en 2007[304]. De plus, le président du comité qui a décerné le prix, Bertil Fredholm, a travaillé en tant que consultant pour Astra Zeneca[305]. Enfin, à l'époque Astra Zeneca sponsorisait également deux sociétés Nobel Media et Nobel Web, liées à la Fondation Nobel, pour une somme estimée à plusieurs millions d'euros. Cet argent était supposé servir à vulgariser les prix Nobel qui ne paraissent pourtant pas manquer de notoriété !

---

303. « Parfum de fraude à la Fondation Nobel » par Jean-Michel Bader, *Le Figaro* (19/12/2008).
304. Selon le site Internet du magazine *Scientific American.*
305. Selon Jean-Yves Nau dans *Le Monde* (18/12/08).

Les juges Christer van der Kwast et Niels Erik Schultz de la Swedish Corruption Authority ont lancé une enquête préliminaire sur des soupçons de « *corruption et de fraude* », tout en différant de plusieurs jours l'annonce de leur décision afin de ne pas gâcher la cérémonie de remise des prix. Mais l'enquête n'a pas abouti. On ne touche pas à LA gloire nationale suédoise !

En France, des entrelacs d'amis politiques et industriels

Sanofi Pasteur est intimement lié aux centres de décision de la république, ce qui a permis au Gardasil de bénéficier de privilèges étonnants.

Xavier Bertrand, ministre de la Santé, a facilité l'obtention de l'AMM de manière exceptionnellement rapide[306], ce qui a provoqué l'étonnement des spécialistes. Puis dans la foulée, en février 2007, alors qu'il sait qu'il va quitter le ministère de la Santé, annonce à l'Assemblée nationale que le vaccin Gardasil® sera remboursé à 65 %, sans attendre l'avis de la commission de la transparence de la Haute autorité de Santé, pourtant réticente d'après son président d'alors Gilles Bouvenot.

> « Nous étions quelque peu interloqués devant ce vaccin prétendument efficace contre le cancer du col, alors qu'il n'agit que sur des dysplasies précancéreuses susceptibles de disparaître, et qu'il ne protège que contre 70 % des souches pouvant faire le lit du cancer, se souvient son président d'alors, nous avons toujours écrit que l'intérêt

306. 9 mois entre le dépôt de la demande et l'obtention juin 2006.

> de santé publique pour le Gardasil est faible, et préconisé d'abord un large dépistage par frottis. »
>
> « On a senti la pression de Sanofi, la mobilisation des leaders d'opinion, la mayonnaise montait, créant une sorte de consensus de telle sorte que celui qui critiquerait le vaccin serait vu comme un **ignoble macho indifférent au sort des femmes**. »

Interrogé sur l'avis favorable donné ultérieurement (le 18 avril 2007) par la commission, le même, avouera: « *Le ministre avait déjà annoncé son remboursement.* »

Un an plus tard, en octobre 2007, Roselyne Bachelot, nouvelle ministre de la Santé remet à Sanofi Pasteur le prix de la recherche pharmaceutique pour son vaccin Gardasil rappelant à cette occasion « ses douze années passées chez le laboratoire ICI (Information Coordination Incitations), devenu ensuite Astra Zeneca, dont l'un des chercheurs a découvert le HPV qui a permis la création de ce vaccin.
Le président Nicolas Sarkozy a manifesté ses liens avec l'ancien président du conseil d'administration de Sanofi Aventis, J. F. Dehecq, en le nommant président du conseil d'orientation du fonds souverain « à la française », doté de 20 milliards d'euros. Ses successeurs à la présidence française ne sont pas en reste.
François Hollande a été très fier d'annoncer le nouveau plan cancer en 2014 dont l'un des but déclaré

« objectif prioritaire de santé »[307] est de vacciner 80 % des jeunes filles par le Gardasil. Une note de la DGS proposait même de vacciner dans les collèges les enfants sans demander l'accord des parents ! Il est vrai que Madame M. C. Favrot, directrice adjointe de la DGS, très impliquée dans ce dossier, avait pour gendre D. A. Gros, directeur de la stratégie de Sanofi, fabriquant du vaccin. Ce lien d'intérêt n'était pas déclaré et aux interrogations du *Canard Enchaîné*, le ministère a répondu : « *Ce n'est pas important !* »

Les liens de Sanofi avec l'Élysée transcendent les aléas politiques

> « PARIS (Reuters). Une trentaine de dirigeants des plus grands groupes pharmaceutiques mondiaux seront reçus lundi par Emmanuel Macron pour un dîner consacré à l'attractivité de la France, avant un Conseil stratégique des industries de santé mardi.
> "C'est un peu le 'Choose France' des industries pharmaceutiques", a-t-on déclaré à la présidence française, en référence au sommet de l'attractivité organisé en janvier dernier avec quelque 140 dirigeants de multinationales. (...) Matignon notait en octobre que le secteur représentait 300 000 emplois directs et indirects et 53 milliards d'euros de chiffre d'affaires en France et qu'il contribuait positivement à la balance commerciale à hauteur de 7,7 milliards d'euros. »

307. Instaurant ainsi une corruption des médecins que l'État achète pour prescrire du Gardasil.

Christian Lajoux, le PDG France de Sanofi, est récemment allé plaider la cause du Gardasil à l'Élysée auprès d'Emmanuel Macron. Depuis, le président de la République s'est inquiété que le vaccin ne soit « *administré qu'à 30 % des jeunes filles*[308]. » 8 députés avaient inscrit une proposition de loi en juillet 2018 pour rendre la vaccination par Gardasil obligatoire[309].

L'interview du docteur Dalbergue lors de la sortie de son livre sur l'omerta dans les labos pharmaceutiques[310] est très claire :

> – Certains labos se sont fait piéger et ont dû payer des indemnités colossales aux États-Unis. Et étonnamment, en France, aucun laboratoire n'a été poursuivi exception faite de Servier. Aucun.
> – Comment l'expliquez-vous ?
> – C'est simple : par la collusion entre certains laboratoires et les pouvoirs publics. C'est une rumeur, mais tellement tenace : Sanofi alimenterait les caisses noires de l'Élysée et de certains partis. Prenez le cas Cahuzac, vous pensez vraiment que ce n'est que pour 600 000 € qu'on l'emmerderait ? Pour ce prix-là, les banquiers suisses n'assurent même pas le secret bancaire contre la pression exercée

---

308. C'est étonnant que ses collaborateurs n'aient pas pris le temps de vérifier les données, car le taux réel est proche de 18 % !
309. Déposée le 27 juin 2018, une proposition de loi n° 1118 https://www.agoravox.fr/tribune-libre/article/gardasil-alerte-risque-imminent-d-206314
310. *Omerta dans les labos pharmaceutiques : confessions d'un médecin*, Flammarion, 2014.

par un gouvernement qui souhaite des informations. Ils le font pour un minimum de 10 millions d'€.
– Alors vous êtes en train de dire qu'il y a beaucoup plus de collusions entre pouvoir public et laboratoires en France qu'aux États-Unis ?
– Ah oui, c'est une certitude. Attention, je ne dis pas que les États-Unis sont le paradis de l'honnêteté et financière et intellectuelle. Il ne faut pas rêver non plus. Mais j'ai remarqué qu'outre-Atlantique, ces histoires obscures de collusions finissent toujours par sortir dans la presse notamment, et ça fait toujours très mal ».

Quelques exemples de liens d'intérêts d'experts qui orientent la politique vaccinale française

En février 2013, la ministre Agnès Buzyn affirmait que les liens d'intérêt entre experts et laboratoires pharmaceutiques étaient un gage de compétence :

> « Il faut expliquer que vouloir des experts sans aucun lien avec l'industrie pharmaceutique pose la question de la compétence des experts. »

Et selon ces critères, elle est très compétente[311] [312] [313] ! Tout en siégeant au comité consultatif en charge

311. Déclaration publique d'intérêts d'Agnès Buzyn à l'IRSN : http://www.libreactu.fr/wp-content/uploads/2017/06/DPI_Agn%C3%A8s-Buzyn.pdf
312. Déclaration publique d'intérêts d'Agnès Buzyn à l'INCa : http://www.libreactu.fr/wp-content/uploads/2017/06/Agn%C3%A8s-BUZYN-2014-10-10.pdf
313. Les petits arrangements de la nouvelle présidente de la Haute autorité de santé : https://www.mediapart.fr/journal/france/070316/les-petits-arrangements-de-la-nouvelle-presidente-de-la-haute-autorite-de-sante?onglet=full

du développement de plusieurs molécules anticancéreuses[314] de Novartis, elle était rémunérée[315] par le laboratoire Genzyme (filiale de Sanofi), puis par les laboratoires Bristol Meyers-Squibb (BMS). Ces deux laboratoires, ainsi que Pierre Fabre et Schering-Plough (filiale de Merck) ont également financé entre 2005 et 2011 l'association Robert-Debré, que dirigeait Agnès Buzyn. Elle était dans le même temps membre du conseil d'administration et vice-présidente de l'Institut national du cancer. Un conflit d'intérêts flagrant, comme le soulignait déjà Mediapart en 2016[316], lorsqu'elle a pris la tête de la Haute autorité de Santé.
Son mari, le Pr Yves Lévy, directeur de l'Institut national de la santé et de la recherche médicale jusqu'à juin 2018, a consacré toute sa vie au développement des vaccins. Il a coordonné et développé une vingtaine d'essais cliniques nationaux et internationaux de vaccination. En 2006, Yves Lévy a été nommé directeur scientifique du programme vaccinal de l'Agence nationale de la recherche sur le sida et les hépatites virales (ANRS). Peu après la création en 2009 de l'Alliance des sciences de la vie et de la santé (Aviesan)[317] à la direction de laquelle il siège, Aviesan et Sanofi-Aventis signent le premier accord de partenariat de recherche

314. Siéger comme consultant au board d'un labo consiste à occuper une position-clé de conseil en stratégie marketing ainsi qu'à intervenir lors de colloques pour aider à une mise sur le marché des médicaments.
315. Selon Mediapart, certains professeurs peuvent être rémunérés 2000 € la journée pour une seule réunion !
316. « Les petits arrangements de la nouvelle présidente de la Haute autorité de Santé », par P. Pascariello, Mediapart (07/03/2016).
317. Voir lexique.

prioritaire sur « la Grippe A/H1N1 : un point sur la recherche en France » en 11 sept. 2009, puis en juin : « Grippe A/H1N1 : Bilan et perspectives de la recherche à un an ». Ses convictions ont certainement guidé la ministre d'alors dans la gestion calamiteuse de cette « grippette » aboutissant à un coût de près de 2 milliards pour les finances publiques, un bénéfice d'à peu près un milliard pour l'industrie et un grand nombre de victimes de narcolepsie ? En 2011, il crée le Labex « Vaccine Research Institute ».
Il a également activement participé à la création du laboratoire de Wuhan qu'il a d'ailleurs inauguré[318] et dont la sécurité insuffisante est largement impliquée dans l'affaire du Covid-19.

Comment pourrait-on croire que la politique outrancièrement vaccinale menée actuellement par le ministère soit indépendante des intérêts défendus par le couple Buzyn-Lévy et des habituels conseillers ?
Joseph Monsonego, conseiller rémunéré de Sanofi Pasteur MSD, GSK, Merck, Roche Diagnostic, Genprobe and Genticeland accorde une interview à *L'Obs*, à fort impact médiatique[319] pour prétendre que le nouveau vaccin assure, « *une protection à 90 % contre le cancer du col* », laissant croire qu'il s'agit d'une protection contre le cancer, sans aucune étude scientifique étayant une telle désinformation. Fake news !

318. https://www.radiofrance.fr/franceculture/le-laboratoire-p4-de-wuhan-une-histoire-francaise-2843360

319. « Papillomavirus : le nouveau vaccin, une protection à 90 % contre le cancer du col », par B. Rocfort-Giovanni, *L'Obs* (17/01/2017).

D. Floret, président du Comité Technique des Vaccinations (CTV), exerce des activités régulières avec Sanofi Pasteur MSD [Gardasil] : investigateur pour CEMKA EVAL/GSK, Wyeth du groupe Pfizer, GSK Priorix, Bio-Mérieux. Intervient en formation continue organisées par les industriels GSK, Sanofi Pasteur MSD, avec ACTIV (créée par des labos pour promouvoir les études en pathologie pédiatrique) et le Réseau d'Investigation Pédiatrique des Produits de Santé (où les médecins hospitaliers travaillent avec les membres du LEEM (syndicat de l'industrie pharmaceutique). On l'a beaucoup entendu sur tous les médias à propos des traitements précoces et des pseudo-vaccins anti-Covid-19. Expert indépendant ?

B. Autran (CTV) défend constamment l'aluminium vaccinal. Frais de déplacement en congrès pris en charge par GSK-Pfizer, Roche. Responsable d'une institution (centre de recherche immunologie cellulaire et tissulaire de la Pitié-Salpêtrière) percevant 20 % de son financement par « un industriel caritatif ». Co-investigatrice pour Sanofi Pasteur pour des essais de vaccination. Elle coordonne le réseau COREVAC10, et participe à Aviesan dont l'un des objectifs officiels est de « *lier la recherche académique à l'Industrie du vaccin* ». Les recherches de Mme Autran sont notamment financées par la fondation Bettencourt (principal actionnaire de Sanofi) via l'association ORVACS. Elle a été membre du Comité consultatif mondial de l'OMS pour la sécurité des vaccins. Brigitte Autran a aussi siégé au Comité technique des vaccins du ministère de la Santé.[320] Et, bien sûr, il n'est pas étonnant que Mme Autran ait pris la tête du Comité de veille et d'anticipation des risques sanitaires (COVARS), le 29 septembre 22, successeur au Conseil scientifique en remplacement du Pr Delfraissy.

A.C. Siegrist. Sa chaire de vaccinologie a été créée et est largement financée par la fondation Mérieux et Sanofi. Son département a reçu un financement de Sanofi Pasteur, NasVax Ltd et DBV Technologies, Elle a développé et est propriétaire du logiciel de gestion de la vaccination Viavac Ltd, destiné à soutenir les professionnels de santé suisses pour suivre les recommandations officielles de vaccination. A reçu en 2007-2010 des subventions de Sanofi Pasteur et Wyeth et jusqu'en 2009, des honoraires de GlaxoSmithKline. Son département reçoit une subvention éducative sans restriction de la Fondation Mérieux.

R. Cohen, pédiatre. Investigateur principal, coordonnateur ou expérimentateur principal pour Pfizer et GSK. Invité en qualité d'intervenant pour Pfizer et GSK. Frais de déplacement et d'hébergement pris en charge par GSK. Versements substantiels au budget d'une institution dont il est responsable par GSK, Pfizer, S-PMSD, Novartis. Il a été un des médecins de plateau soutenant l'injection génique contre le Covid-19 chez les enfants.

---

320. « Qui est Brigitte Autran, la présidente du Covars, le comité qui succède au Conseil scientifique ? » (bfmtv.com)

P. Begué[321], ancien chef du service pédiatrique de l'hôpital Trousseau. Président du comité technique des vaccinations pendant douze ans (jusqu'en 1997). Membre de l'Académie de médecine, il a participé à des essais cliniques sur les vaccins pour Smith Kline Beecham (aujourd'hui GSK), et collaboré à des livres sur les vaccins pour le compte du laboratoire. Il a été membre du conseil scientifique de Prévenir, cercle de la vaccination financé par Pasteur-Mérieux-MSD, président de la journée de vaccinologie de Pasteur-Mérieux-MSD au Medec 97[322], signataire d'éditoriaux, d'articles et animateur de table ronde dans le cahier rédactionnel de SmithKline Beecham (aujourd'hui GSK) d'Impact médecin n° 366, sans oublier sa participation à des conférences de presse des laboratoires [323].

P. Descamps a signé 124 conventions avec l'industrie pharmaceutique, dont 16 avec Sanofi Pasteur MSD et 3 avec GlaxoSmithKline, et a reçu en 4 ans 199 avantages financiers pour un montant de 40 550 euros, sans compter ses nombreux contrats commerciaux les plus rémunérateurs exclus de toute déclaration par les décrets d'application de la loi signés par Marisol Touraine.

Voici quelques exemples des défenseurs des obligations vaccinales imposées en 2018. Selon les critères de Mme

321. Extrait du livre *Quand l'aluminium nous empoisonne*, de Virginie Belle (Max Milo, 2010).
322. Medec, congrès de médecine générale, annuel, se déroulait depuis une trentaine d'années jusqu'en 2009.
323. In Éric Giacometti, *La Santé publique*, Albin Michel, 2001.

Buzyn, ils sont très compétents vu le nombre de leurs liens d'intérêt. Il serait très important que les journalistes qui les invitent à répétition sur les grands plateaux de télévision, ou pour les quotidiens et hebdomadaires de presse écrite, respectent la loi, c'est-à-dire informent le public de ces liens d'intérêt multiples. On a vu l'absence totale de respect de cette règle depuis trois ans pour la publicité d'une injection génique dangereuse, présentée comme un vaccin dans le pays de Pasteur.

Peut-on faire confiance aux articles des grandes revues ?

Dans les années 1980, les grandes revues médicales internationales, dotées de comité de lecture indépendant, assuraient la qualité des informations qu'elles publiaient. Malheureusement, ces revues ont subi le même sort que la presse généraliste : la perte de leurs lecteurs payants les a progressivement contraintes à dépendre de plus en plus de l'industrie.

Actuellement, le budget de la plupart de ces revues provient pour près de 80 % de l'industrie par le biais des publicités publiées dans la revue ou des commandes de numéros spéciaux et de tirés à part qui servent de support de publicité pseudo scientifique destiné au corps médical. De plus, publier un article est maintenant payant depuis le nouveau siècle, ce qui relativise beaucoup la qualité des publications retenues et limitent en tous cas les indépendants sans subvention d'une faculté ou d'un gros laboratoire.

Ainsi, il est devenu très difficile de publier un article décrivant des complications dues à un médicament vedette qui rapporte beaucoup d'argent (un blockbuster). Et depuis les années 2000, les articles décrivant des cas cliniques et même des cohortes de patients non randomisés, sont écartés, a priori (idem pour les communications dans les congrès internationaux). Peu de revues peuvent se permettre de refuser un article sponsorisé par une grande firme, même s'il est de médiocre qualité, ou si ses résultats paraissent douteux « *On ne mord pas la main qui vous nourrit.* » On voit apparaître des publications dans des grandes revues autrefois célèbres avec des études statistiques biaisées, qui auraient toujours été refusées avant 1995-2000.
Les revues américaines, échaudées par le scandale du Vioxx (pour lequel le *New England Journal de Medecine* avait publié l'étude pivot truquée sans se poser de questions) ont depuis imposé la publication du financement de l'étude qu'elles publient et des liens d'intérêts des auteurs.
La lecture en est souvent aussi informative que le corps de l'article. Ainsi, dans un article prônant le Gardasil pour les maladies liées aux HPV[324], on apprend que l'étude a été financée par le laboratoire, que près du tiers des auteurs en sont des employés et possèdent des stocks options de l'entreprise, et que les autres auteurs lui sont tous très liés financièrement. Il paraît imprudent de croire à ses conclusions.

324. S M. Garland et al Quadrivalent Vaccine against Human Papillomavirus to Prevent Anogenital Diseases N Engl J Med 2007 ; 356 : 1928-43.

Malheureusement, la crise Covid-19 a révélé au grand public la perte majeure de fiabilité des grandes revues qui n'ont pas retenu la leçon du Vioxx.

Peut-on faire confiance aux sociétés savantes ?

Le budget de très nombreuses sociétés savantes dépend, lui aussi, pour plus des trois quarts des entreprises du médicament, en particulier lors de la location lors des congrès de stands d'expositions importants. Les membres de leur comité directeur sont souvent rémunérés par les mêmes entreprises pour diverses activités. Ces liens expliquent le soutien unanime des sociétés savantes à la propagande marchande des firmes.

La société AFPA.org, société ambulatoire de pédiatrie, relaie les messages du gouvernement sans commentaires qui nuanceraient, équilibreraient le propos[325]

325. « Vaccin Gardasil 9 : prise en charge par l›Assurance Maladie » (afpa. org)

JO du 4 décembre 2020 : Le vaccin Gardasil 9® est désormais pris en charge par l'Assurance Maladie au taux de 65 % pour les garçons de 11 à 14 ans avec un schéma en deux doses (M0-M6) et en rattrapage de 15 à 19 ans avec un schéma en trois doses (M0-M2-M6).

Arrêté du 30 novembre 2020 modifiant la liste des spécialités pharmaceutiques remboursables aux assurés sociaux – L'arrêté prend effet à compter du 8 décembre 2020, quatrième jour suivant la date de sa publication au Journal officiel.

Les autorisations de mise sur le marché du Gardasil 9®

Ce vaccin a obtenu une AMM européenne centralisée en juin 2015 dans l'indication immunisation active des individus à partir de 9 ans contre les maladies dues aux HPV suivantes :

• lésions précancéreuses et cancers du col de l'utérus, de la vulve, du vagin et de l'anus dus aux types d'HPV contenus dans le vaccin

• verrues génitales (condylomes acuminés) dues à des types d'HPV spécifiques.

Il a été inscrit au remboursement et agréé aux collectivités en août 2018 dans une partie de cette indication, conformément aux recommandations émises par le Haut conseil de la santé publique en février 2017 :

et informeraient les familles et professionnels. La société française de pédiatrie[326], la société française des cancers de l'enfant [327], l'association Enfants Cancer santé [328] déploient des actions trop souvent soutenues par l'industrie (comme en témoignent les programmes de leur congrès annuel dont les séances éducatives sur les vaccins sont assurées par les firmes). Leurs messages en sont troublés...

Elles sont également soutenues par les institutions gouvernementales comme l'INCa pour les sociétés anticancer et amenées à soutenir le pouvoir dans ses choix, ne serait-ce que par cette dépendance financière (cf réf. 9).

Double dépendance, financière via les firmes, politique via les agences gouvernementales, l'information est fort biaisée. Les conflits d'intérêt patents en sont une autre voie d'analyse.

• jeunes filles âgées de 11 à 19 ans révolus
• hommes ayant des relations sexuelles avec les hommes jusqu'à l'âge de 26 ans
• personnes immunodéprimées jusqu'à l'âge de 19 ans.

En décembre 2019 la Haute autorité de santé a émis de nouvelles recommandations concernant la stratégie vaccinale française élargie à tous les garçons de 11 à 14 ans.

326. Ressources | Société Française de Pédiatrie (sfpediatrie.com)
Partenaires Pampers et SANOFI d'après leurs sites, leurs congrès étant subventionnés par de nombreux laboratoires fabriquant des vaccins.

327. Page d'accueil - SFCE – Société Française Cancers Enfant (sf-cancers-enfant.com).

328. « Une lutte active contre les cancers et leucémies de l'enfant »
Association à but humanitaire créée et soutenue par les Lions Clubs de France, Enfants Cancers Santé s'investit, depuis sa création en 1998, dans le financement de la recherche contre les cancers et leucémies de l'enfant et de l'adolescent.

Peut-on faire confiance aux associations qui prétendent protéger les femmes ou les malades ?
Aux USA, l'instrumentalisation de l'association Women in Government (WIG)[329], par Merck[131] lui a permis de mobiliser les législateurs pour qu'ils introduisent une obligation Gardasil pour l'entrée à l'école, et d'autres lois favorables au vaccin anti-HPV.
Merck a octroyé des subventions illimitées à WIG, couvrant, notamment, les frais de dizaines de législateurs, participant à des conférences sur le cancer du col de l'utérus organisées par le WIG, avec les représentants de Merck. Le WIG a préparé des rapports sur les efforts de prévention du cancer du col utérin dans les différents États, réuni un groupe de travail chargé de formuler des recommandations, et mené des activités de sensibilisation auprès des groupes d'intérêt et des médias, pour obtenir un appui en faveur d'une telle législation. Lors de l'enquête sur ce lobbying, les répondants ont déclaré qu'ils connaissaient la relation financière entre Merck et WIG et certains ont suspecté que Merck avait piloté le programme de WIG, plutôt que d'y répondre.

En France, l'association Imagyn a émis une pétition pour maintenir le remboursement de l'avastin dans le traitement du cancer du col, alors que ce médicament n'est pas efficace et qu'il est dangereux suggérant fortement des liens d'intérêts avec la firme fabricant ce produit.

329. Groupe national de législatrices publiques à but non lucratif.

ARCAGY – GINECO fait partie des groupes de recherche académique spécialisés dans le domaine des cancers gynécologiques, officiellement indépendants et à but non lucratif. Son objectif officiel est l'amélioration de la survie et de la qualité de vie des patients atteints d'un cancer. Son activité principale consiste à recruter des cobayes pour les principaux essais des firmes pharmaceutiques dont elle est partenaire : Sanofi Aventis, GSK, Roche, Pierre Fabre, Boehringer, Tesaro, Janssen-Cilag, Lilly, Celgène, Chugai, Roche.

L'association 1 000 femmes 1 000 vies, créée par Monsonego, prétend informer les femmes, alors qu'elle vise avant tout à promouvoir la vaccination des jeunes filles de 14 à 23 ans, en niant les risques potentiels du Gardasil.

Pressions et menaces

Aux USA, en France et ailleurs dans le monde, le système est toujours le même, pour dévaluer le lanceur d'alerte : vos recherches sont de mauvaise qualité, frauduleuses, publiées dans des revues de mauvaise qualité, etc… Vous ne serez jamais nommé, quand vous n'êtes pas simplement licencié. Le harcèlement bien décrit dans plusieurs livres[330] [331] est répandu.

Les promoteurs de la vaccination ne se contentent pas de lobbying actif, recourant parfois même à la corruption. Ils n'hésitent pas à faire pression sur les

330. Christian Marescaux, Philippe Halimi, *Hôpitaux en détresse, patients en danger*, Flammarion, 2018.
331. Nicole Delépine, *Neuf petits lits sur le trottoir*, Fauves, 2014.

organismes publics (agences, universités), et privés (journaux médicaux et associations sans but lucratif). Outre l'exemple de Burroughs, chassé de la FDA, précédemment détaillée,[332] il faut rappeler le témoignage du Dr Graham, le 17 novembre 2005, sous serment, devant le comité sénatorial des finances, à propos du scandale du Vioxx[333], et les agissements de Merck pour tenter de bâillonner, ou de marginaliser les donneurs d'alerte.
Ainsi, alors que le Dr Graham se préparait à publier ses données, il fut attaqué par d'autres membres de la FDA. « *J'ai été assailli pour changer mes conclusions et mes recommandations et menacé directement que si je ne le changeais pas, je n'aurais pas le droit de les présenter.* »
Un email du directeur de l'office très révélateur suggérait que « *la FDA ne tiendrait pas compte de mes remarques sur l'usage du Vioxx, et que je devais les changer.* » Plus tard, un officiel de la FDA a qualifié les travaux de Graham comme de la « *science de caniveaux* ».
Beaucoup de ceux qui osent parler contre les produits de Merck voient leur crédibilité attaquée. S'ils appartiennent à un établissement universitaire, leurs crédits de recherche se tarissent rapidement, et s'ils appartiennent à une entreprise privée, ils finissent bannis par l'industrie pharmaceutique. Merck intimide les scientifiques en faisant des exemples, démontrant qu'oser mettre en doute ses produits équivaut à une remise en cause de la carrière universitaire.

332. Cf. chapitre précédent.
333. Où il précise : « *Une estimation plus réaliste d'un nombre de victimes compris entre 88 000 et 139 000 parmi lesquels 30 % à 40 % sont mortes* » et détaille les pressions dont il a été victime.

Vous serez grillé !

Un professeur de l'université de Stanford, G. Shing, reprochait à Merck de ne pas avoir fourni davantage de données sur les risques cardio-vasculaires du Vioxx.
En octobre 2000, Loïs Sherwood, cadre chez Merck, a appelé Jean Fries, un autre professeur de Stanford pour se plaindre des discours du docteur Shing « *irresponsables, anti Merck et spécifiquement anti Vioxx* ». Le responsable de Merck menaçait, que si les choses continuaient ainsi le docteur Shing serait *« grillé »*, qu'il y aurait *« des conséquences pour Stanford, pour lui et le docteur Fries »*. Le Dr Fries, et des chercheurs d'autres universités ont également fait état d'une attitude d'intimidation permanente des chercheurs par Merck.
En 2002, un institut espagnol a vu ses subventions supprimées par Merck, après son refus de censurer les critiques d'un de ses scientifiques envers le Vioxx.
En 2005, dans une clinique de Cleveland, le Dr Éric Topol, cardiologue a été chassé de son poste de professeur, chef de service, après son témoignage jugé trop défavorable au Vioxx devant une cour Fédérale américaine.
Les méthodes d'intimidation et d'exclusion professionnelle de Merck (qui possède 50 % de Sanofi), et des autres promoteurs de vaccin n'ont pas changé comme on a pu les voir à l'œuvre lors de la crise Covid où tous ceux qui ont osé ou osent encore mettre en doute le récit officiel des firmes pharmaceutiques ont été diffamés et décredibilisés par les médias et le ministère, voire exclus de leur profession par leur employeur ou

interdit d'exercer par les ARS ou l'ordre des médecins. Interdiction de travail pour délit d'opinion ! Menace jadis utilisée seulement par les régimes totalitaires devenue punition courante en France ces trois dernières années.

Remerciements au Dr Lars Anderson qui publia le premier cette alerte sur l'augmentation de cancer du col en mai 2018.

Cette année, le donneur d'alerte scandinave qui a le premier révélé l'augmentation alarmante de l'incidence du cancer du col chez les femmes jeunes[334] n'a pas osé le faire sous son vrai nom, et a dû utiliser le pseudonyme de Lars Anderson. Rendons-lui hommage pour sa découverte et sa publication qui permettra peut-être de limiter l'engouement pour le Gardasil, et de sauver de nombreuses femmes d'un cancer du col et/ou des complications vaccinales.

La fondation Cochrane, et le professeur Goetsche

Le professeur Peter Goetsche, célèbre oncologue danois[335], qui avait osé dénoncer, avec ses collègues, les manipulations d'une macro analyse qui encensait trompeusement le Gardasil[336] a été chassé de la fon-

334. Lars Andersson Increased incidence of cervical cancer in Sweden : Possible link with HPV vaccination Indian Journal of Medical Ethics Online First Published April 30, 2018.

335. http://www.contre-info.com/peter-gotzsche-medicaments-meurtriers-et-crime-organise

336. Lars Jørgensen, Peter C Gøtzsche, Tom Jefferson the Cochrane HPV vaccine review was incomplete and ignored important evidence of bias BMJ Evidence-Based Medicine Month 2018.

dation Cochrane[337] dont il était un des fondateurs et l'un des membres les plus réputés, peu après la prise de contrôle par la fondation Bill Gates.
Les firmes pharmaceutique recourent de plus en plus à la peur et à l'intimidation pour atteindre leurs objectifs. Créer la peur chez les bien-portants pour les inciter à la prévention médicamenteuse et vaccinale, contrôler les médias par la crainte de perdre leurs revenus publicitaires, les chercheurs par celle d'hypothéquer leur carrière, les médecins par la peur d'être rayés par l'ordre. Si l'esprit démocratique qui a guidé nos pères ne suscite pas un sursaut salutaire, on s'achemine insidieusement vers un système de dictature dans lequel le doute scientifique est interdit et remplacé par la foi en l'argent, et le respect des dogmes imposés par les puissants.

Les médias complices de la propagande pour les campagnes de vaccination

Alors que Big Pharma et ses affidés politiques, institutionnels, sociaux ou sociétaux[338] tentent de convaincre les dirigeants d'imposer la vaccination obligatoire pour

337. Peter C Gøtzsche, A moral governance crisis: the growing lack of democratic collaboration and scientific pluralism in Cochrane, 14 September 2018.
338. Cf. affiche https://www.urps-med-aura.fr/wp-content/uploads/2021/05/StopHPV_affiche_2021_final.pdf
https://www.isere.fr/actualites/hpv-se-vacciner-contre-le-papillomavirus-le-plus-tot-le-mieux
https://www.auvergnerhonealpes.fr/actualite/papillomavirus
https://www.chuv.ch/fileadmin/sites/imu/documents/imu-201712_PIPETTE__R-Sahli_Depistage-du-cancer-du-col-de-luterus-et-diagnostic-des-infections-a-papillomavirus.pdf

tous les jeunes, filles et garçons, les médias jouent un triste rôle de serviteur du pouvoir et des organisations supranationales mondiales qui tentent depuis de nombreuses années d'imposer leurs choix aux pays membres via les consignes de l'OMS[339]. La crise Covid-19 en a été une éclatante démonstration.

Les consignes mondiales de l'OMS

Pourquoi le gouvernement veut-il instaurer un climat d'urgence en mettant en place dès la rentrée scolaire 2023-24 une grande « campagne de vaccination » dans les collèges [340], alors que les besoins de chaque pays sont très différents et qu'ils sont pratiquement nuls en France ? Utiliser les méthodes de marketing marchand n'est pas admissible. La santé n'est pas une marchandise et les vaccins et/ou médicaments ne devraient pas être vendus comme les lessives qui lavent plus blanc.
Une nouvelle foi, il n'y a d'urgence pour la présidence que pour répondre aux injonctions de l'OMS (dont chacun connait maintenant ses liens étroits avec Big Pharma) de vacciner au moins 90 % des femmes avant 2030.[341] [342]

339. « Le conseil mondial de l'OMS dicte très officiellement la conduite sanitaire des pays signataires dont la France », France Soir.
340. https://www.liberation.fr/societe/sante/papillomavirus-macron-doit-faire-une-annonce-decisive-mardi-pour-eradiquer-la-maladie-20230228_
341. https://www.unaids.org/fr/resources/presscentre/featurestories/2022/november/20221117_ending-cervical-cancer-HIV-inequities
342. Objectifs pour 2030 : 90 % des filles entièrement vaccinées contre le papillomavirus à l'âge de 15 ans, 70 % des femmes sont dépistées avec un test de haute performance entre 35 et 45 ans et 90 % des femmes identifiées comme atteintes d'une maladie du col de l'utérus sous traitement.

Une injonction commerciale politique et non sanitaire pour un cancer d'évolution lente et dont les liens avec le HPV restent à démontrer (cf. chapitre précédent).

De plus, l'ONUSIDA qui promeut une stratégie mondiale pour éradiquer le cancer du col de l'utérus reconnaît dans sa mise au point de novembre 2022 que ce cancer tue essentiellement les femmes de pays pauvres échappant à l'efficace dépistage par frottis[343]. Confondre l'histoire naturelle des cancers du col utérin des pays émergents et celle de la France est évidemment inadapté ou malhonnête.
Rappelons par exemple que « *dans les pays où le taux de VIH est élevé, plus de 50 % des cas de cancer du col de l'utérus sont signalés chez les femmes séropositives. Ces femmes sont six fois plus susceptibles de développer ce type de cancer et le développent plus jeunes que les femmes séronégatives.* »[344]

343. Ibid. « *Ensemble pour mettre fin au cancer du col de l'utérus, au VIH et aux inégalités chez les femmes et les filles* » *le cancer du col de l'utérus tue toujours plus de 342 000 femmes par an (en 2020) dans le monde: Le coût en vies humaines du cancer du col de l'utérus est dû aux inégalités sociales, économiques et entre les sexes, aux disparités sanitaires d'accès au vaccin contre le papillomavirus (HPV), au dépistage, aux soins et aux technologies modernes de prévention et de traitement. En raison de ces inégalités, les femmes et les filles des pays à revenu faible et intermédiaire restent les plus touchées. Neuf femmes sur dix qui meurent d'un cancer du col de l'utérus vivent dans ces pays. Cette forme de cancer est la première cause de mortalité liée au cancer chez les femmes vivant en Afrique subsaharienne.*
La Stratégie mondiale pour éliminer le cancer du col de l'utérus lancée par l'OMS le 17 novembre 2020 a reçu le soutien de nombreuses organisations partenaires des Nations Unies », notamment l'AIEA, l'ONUSIDA, le FNUAP, l'UNICEF et Unitaid.
344. Ibid.

Il est navrant de lire les approximations ou/ et contre-vérités rapportées dans ce reportage sur la journée d'action de novembre 2022 de l'ONUSIDA parrainée par l'OMS, l'ONU et l'UNICEF. Par exemple, le Dr Aboubacar Kampo, directeur du programme de santé, siège de l'UNICEF à New York, ose affirmer: « *Aucune femme ne doit mourir d'un cancer du col de l'utérus lorsque nous disposons d'un vaccin très efficace contre le papillomavirus et de diagnostics de qualité.* » Ce n'est malheureusement qu'un rêve ou un mensonge publicitaire.

La guerre médiatique à travers des tribunes dans les journaux

Parmi les plus relayés par la presse (avant celui du président Macron) citons l'« appel des 50 » du 20 mars 2019 rapporté par *Paris Match*.

> « Académies, collèges, sociétés et syndicats médicaux, personnalités médicales et associations de patients ont d'une seule voix appelé les pouvoirs publics à généraliser la vaccination contre le papillomavirus humain (HPV), et à l'étendre aux garçons. »

La propagande des firmes est amplifiée par des agences spécialisées en communication et influence dans le domaine de la santé comme LJCom, « agence conseil en communication RP & influence Paris » qui se présente ainsi sur Twitter.

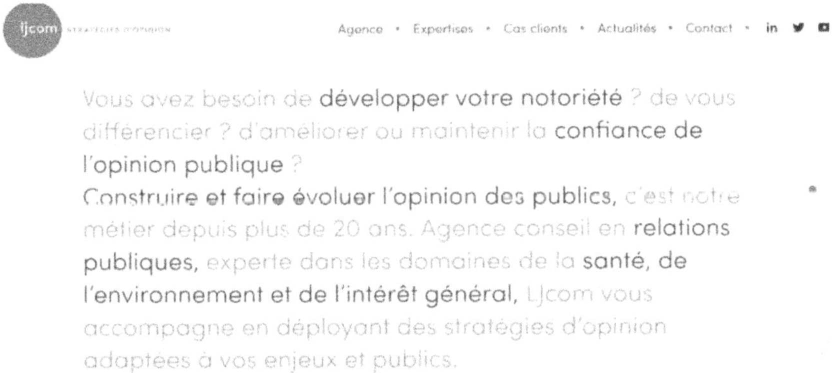
ljcom
Agence • Expertises • Cas clients • Actualités • Contact • in

Vous avez besoin de **développer votre notoriété** ? de vous différencier ? d'améliorer ou maintenir la **confiance de l'opinion publique** ?
Construire et faire évoluer l'opinion des publics, c'est notre métier depuis plus de 20 ans. Agence conseil en **relations publiques,** experte dans les domaines de la **santé, de l'environnement et de l'intérêt général,** Ljcom vous accompagne en déployant des stratégies d'opinion adaptées à vos enjeux et publics.

Cette agence qui a relayé l'appel des 50 dans les médias compte parmi ses clients les labos qui produisent les vaccins contre le HPV.
Que devient la médecine, la science dans ce brouhaha de communication où l'apparence, la forme, la beauté des affiches et des slogans viennent remplacer les analyses sérieuses des essais cliniques préalables et les résultats de ceux-ci ?
Le pédiatre François Vié Le Sage, coordinateur du groupe vaccinologie de l'AFPA et expert Infovac, avoue clairement que l'objectif de ses tribunes est le nombre de vaccinations et non pas les résultats de ces injections.

> « En France, un des grands pays développés, la situation est la plus catastrophique en termes de couverture vaccinale et de recommandation. Aux Etats-Unis, en Australie, en Angleterre, dans les pays scandinaves… filles et garçons sont vaccinés. »

Et on peut s'étonner que ce pédiatre considère le dépistage comme un pis-aller que l'on pourrait abandonner au profit de la vaccination alors que le dépistage est la seule méthode qui a permis de faire diminuer largement l'incidence du cancer du col de l'utérus.

> « Le pédiatre rappelle que la vaccination constitue « la vraie prévention » et le frottis de dépistage, « un pis-aller encore indispensable, malheureusement insuffisamment appliqué en France », mais que l'on pourrait « peut-être abandonner dans quelques années, si on atteint 90 % de couverture vaccinale. »

Affirmation pourtant clairement démentie par la HAS, et l'expérience de 17 ans de vaccination…

Ce même pédiatre n'hésite pas dans cet appel diffusé au grand public à affirmer des liens de cause à effet que personne n'a encore réussi à démontrer :

> « Les HPV sont à l'origine de plusieurs cancers : col de l'utérus, pharynx (amygdales), anus, vulve, vagin, pénis. Sur les 6 300 cas annuels, la moitié concerne les femmes, et l'autre, aussi bien les hommes que les femmes. »

Et il utilise dans cette tribune la confusion infection et cancer, puisque le vaccin prévient effectivement des infections (bénignes par ailleurs) mais dont le lien causal avec le cancer reste plus qu'incertain.

> « Alors que seules 20 % des jeunes Françaises participent à cette vaccination, les sociétés savantes souhaitent “rétablir la vérité scientifique” et la “confiance vis-à-vis de ces vaccins actifs et très bien tolérés”. Gardasil et Cervarix préviennent 70 % des infections responsables des cancers dus au HPV, et Gardasil 9, 90 %. Les études de tolérance, dans le monde, révèlent que le bénéfice est clairement en faveur du vaccin. »

Notons une nouvelle fois confusion entre infection et cancer. Eradiquer l'infection ne démontre en rien diminuer le risque de cancer dont le développement naturel ne se faisait pas avant une trentaine d'années. Malheureusement, la vaccination est concomitante d'une fréquence accrue de ce type de cancer chez des femmes beaucoup plus jeunes.

> « Il faut vacciner davantage les filles et se mettre à vacciner les garçons, dans les mêmes conditions de remboursement. »

Comment admettre ces affirmations péremptoires, non démontrées et malgré cela signées par de nombreuses sociétés dites savantes, ce qui pour le commun des mortels est un gage de vérité. De fait ce n'est qu'une preuve de manipulation au bénéfice de Big Pharma parfaitement orchestrée par les agences de communication spécialisée.

> « Redoutant que la France soit “à contre-courant” sur “cette vaccination qui prévient des cancers évitables”,

> les 50 sociétés savantes appellent à la mobilisation pour rendre possible une "formidable et historique victoire contre le cancer". »

Alors que les cancers du col utérin sont rares et ne seront visibles que dans trente ans, comment oser prétendre que l'on va réaliser une « *victoire historique contre le cancer* » ? Évidemment, ces sociétés savantes ont soutenu l'ex-ministre Agnès Buzyn dans sa décision de saisir la HAS sur la pertinence d'une recommandation de vaccination universelle et se défendent d'être à la solde de Big Pharma…

Le combat contre la désinformation

La manipulation des médecins a commencé dès avant la commercialisation généralisée du Gardasil en 2006. Le Dr Philippe De Chazournes, médecin à La Réunion[345], en fut le premier lanceur d'alerte sur l'île de La Réunion, où le Gardasil fut lancé en avant-première[346]. « *Pourquoi un vaccin alors que le cancer du col n'est pas un problème de santé publique ?* » demande alors le Dr De Chazournes lorsqu'un professeur de médecin vient sur l'île en novembre 2006 présenter le vaccin comme une « *révolution* » pour les Réunionnaises.

Matraquage publicitaire dans les journaux, à la télé, et dans toutes les pharmacies… Gardasil est propulsé

345. Président d'une association de formation médicale indépendante,
346. HPV et Vaccin Gardasil (medocean.re)

comme une innovation majeure contre le cancer. « Ce *n'est pas un vaccin contre le cancer du col de l'utérus, mais un vaccin contre certains virus HPV en rapport avec ce cancer* », rappelle le médecin. Sous son impulsion, l'Union régionale des médecins libéraux de La Réunion a financé un quart de page dans *Le Monde* du 8 septembre 2008 pour publier un texte rappelant les faits scientifiques contre disant les mensonges publicitaires[347].

Et rapidement, ce vaccin (dont l'efficacité n'est toujours pas démontré en 2023) obtient le remboursement par la sécurité sociale dès avant la fin des essais thérapeutiques.[348] Les réserves des médecins de la Réunion leur valent des appels de fabricants du vaccin. « *Le chiffre d'affaires à La Réunion ne décolle pas!* » Et même, une convocation du conseil départemental de l'Ordre des médecins au sujet de « *la campagne de dénigrement orchestrée autour du Gardasil* » qui susciterait le « *mécontentement de nombreux confrères* ». Chacun reconnait ici les méthodes qui ont été couramment employées pour la campagne de vaccination anti-Covid-19. Philippe De Chazournes en sera un actif combattant et, in fine, une victime scandaleusement interdite d'exercice[349] comme tous les collègues

347. « Vaccins anti-HPV : 15 médecins dénoncent les risques des conflits d'intérêts » (parismatch.com), par Vanessa Boy Landry (30/04/2019).
348. Le ministre aurait cédé à la pression médiatique, à la suite de la grande campagne de communication lancée par Sanofi Pasteur MSD, fin 2006.
349. « Ceux qui croient encore que cette crise est sanitaire, il va falloir se réveiller », par Philippe de Chazournes, médecin | FranceSoir : « La crise du Covid-19 n'est pas sanitaire, mais bien politique. Une crise politique qui n'a pas démarré en 2020, mais qui remonterait au temps de la grippe H1-N1 avec un scénario aujourd'hui identique à celui de 2009, chaperonné par les mêmes acteurs, à l'instar de Roselyne Bachelot. »

ayant gardé leur libre arbitre et leur liberté d'expression contre la manipulation de la « plandémie » Covid. Les médecins réunionnais avaient acquis leur expérience tôt avec la vente forcée du gardasil, ont, comme leurs confrères des Antilles, plus rapidement compris la manipulation Covid et aidé, dès 2020, les citoyens à en prendre conscience.

La polémique contre l'obligation prévue du Gardasil se poursuit depuis 17 ans, démontrant que pour le moins, ce vaccin ne fait pas l'unanimité. Les pétitions se succèdent et le temps passe.
Quelques exemples :

24 février 2014, pétition contre le Gardasil par Dr De Chazournes

> « Pétition pour la mise en place d›une mission parlementaire concernant le Gardasil… DES MEDECINS, PHARMACIENS, SAGES FEMMES VEULENT ENFIN CONNAITRE LA VERITE ! Députés, Sénateurs, et institutionnels dans le domaine de la santé, vous êtes également bienvenus comme signataires. Au 14 avril 2014, plus de 1115 signatures dont plus de 650 médecins et 275 sages femmes ont eu le courage de signer en exposant leurs noms (voir la liste au 5 avril 2014 par ordre alphabétique[350]
> IMPORTANT : Nous vous rappelons que notre argumentaire, contrairement à ce qui est repris dans certains

350. Pétition contre le Gardasil : (medocean.re) .

> articles de presse, concerne l'absence d'efficacité, une balance bénéfice/risque insuffisante, le coût prohibitif, et la non justifcation de cette vaccination anti HPV, en particulier de masse. La priorité devant être mise sur le dépistage organisé par le frottis et/ou les test HPV quand ils seront validés. »

Le 28 mars 2014, le député Bapt s'interroge et interroge l'ANSM.
Le professeur Henri Joyeux, chirurgien cancérologue; entre dans la danse [351] :

> « Signez et faites signer la pétition du Pr Henri Joyeux contre la vaccination obligatoire de vos enfants dès 9 ans (30 septembre 2014) :
> Chers amis, chers parents, ce scandale à venir vous concerne : Attention, des labos pharmaceutiques tentent d'obliger les enfants à se faire vacciner par des vaccins réputés dangereux : le Gardasil et le Cervarix dès l'âge de 9 ans contre des risques de cancer qu'on peut prévenir sans risque par la bonne vieille méthode du frottis. Parents, signez et faites signer la pétition pour que la foudre pestilentielle n'empoisonne pas vos enfants ! Le Japon et l'Autriche ont interdit le vaccin. Et la France serait-elle prisonnière des lobbies pharmaceutiques ! Dites non à cette intox immonde. D'avance merci pour nos futures générations. Pas à l'école, pas dès 9 ans ! »

351. Signez et faites signer la pétition du Pr Henri Joyeux contre la vaccination obligatoire de vos enfants dès 9 ans - épanews (epanews.fr)

En 2019, le docteur G. Delépine interroge le président de l'INCa en lui adressant par lettre personnelle les faits avérés basés sur les registres des cancers. Ce dernier répond que « *le délai est trop court* ». C'est la réponse qu'avait également obtenu le député Gérard Bapt, député honoraire et ancien rapporteur de la mission Médiator de l'Assemblée nationale.[352]

À la suite des déclarations du président en mars 2023, l'équipe de « Santé Non Censurée » lance une nouvelle pétition : « M. Macron, vous ne pouvez pas rendre obligatoire le vaccin contre le papillomavirus »[353] :

> « Des études non fiables, non indépendantes, une utilité non avérée[354], des expériences internationales non concluantes [355]. Se dirige-t-on vers un nouveau vaccin obligatoire en France ? En décembre 2022, le président E. Macron a clairement ouvert la porte à une vaccination obligatoire contre les infections à papillomavirus humains[356]. (...) Or, ce vaccin est très controversé depuis sa mise sur le marché il y a 15 ans car... AUCUNE

352. https://www.asso-malades-thyroide.fr/wordpress/2019/02/11/gardasil-les-avis-negatifs-saccumulent/
353. mesopinions.com
354. Dr M. de Lorgeril, *Les vaccins contre les cancers, Rôle des papillomavirus dans les cancers du col de l'utérus, de l'oesophage et ORL*, éditions Chariot d'Or, 2021.
355. https://www.aihw.gov.au/reports/cancer/cancer-data-in-australia/contents/cancer-summary-data-visualisation
https://ncci.canceraustralia.gov.au/diagnosis/cancer-incidence/cancer-incidence
356. https://www.francesoir.fr/politique-france/emmanuel-macron-ouvert-la-vaccination-obligatoire-des-jeunes-contre-les

ÉTUDE ne prouve de façon fiable que les vaccins anti-HPV sont efficaces contre le cancer du col de l'utérus. AUCUNE ÉTUDE ne prouve que ce vaccin n'a pas de graves effets indésirables (...) malgré les incertitudes qui pèsent sur ce vaccin et le manque de preuves quant à son utilité réelle, la vaccination anti-HPV est poussée mordicus par les hommes politiques, les autorités sanitaires et bien sûr les laboratoires. Si l'on ne fait rien elle risque de devenir le 12e vaccin obligatoire en France. »

(...)

La liste des plaintes déposées auprès de la pharmaco-vigilance à cause des effets indésirables est longue[357] (...)[358] Depuis 2006 et le début de la vaccination de masse en Australie, l'incidence des cancers invasifs du col de l'utérus ne diminue plus...[359] Alors qu'entre 1987 et 2006, AVANT le début de la vaccination, cette même incidence avait diminué de plus de 50 %[360]. Dans les pays où la vaccination anti-HPV se fait en masse on observe la même chose [361],[362],[363].Malgré ces chiffres[364]

357. https://ici.radio-canada.ca/nouvelle/660946/gardasil-vaccin-effets-secondaires

358. Jorgensen L, et al., Challenges of independant assessment of potential harms of HPV vaccines BMJ, 2018 sp 24; 362: k3694

359. Néosanté, n°86. https://www.aihw.gov.au/reports/cancer/cancer-data-in-australia/contents/cancer-summary-data-visualisation
https://ncci.canceraustralia.gov.au/diagnosis/cancer-incidence/cancer-incidence

360. https://www.francesoir.fr/opinions-tribunes/ne-vaccinez-ni-filles-ni-garcons-par-gardasil-un-vaccin-dangereux-et-inefficace

361. Ibid.

362. Ibid.

363. Ibid.

364. https://pryskaducoeurjoly.com/actu/7081/gardasil-le-vaccin-qui-augmente-le-risque-de-cancer/

> (...) les autorités sanitaires en France parlent de plus en plus d'obligation vaccinale, il est urgent d'agir (...) N'attendons pas! Nous devons agir ensemble pour dire NON à cette obligation vaccinale et dire OUI à plus de prévention, plus de dépistage! »[365]

L'appel des cinquante a suscité la réponse de quinze médecins[366] qui s'étaient rapidement opposés à la publicité de cette tribune en faveur de la vaccination HPV et dont ils démontrent les conflits d'intérêt des auteurs.
Depuis la loi de 2011 votée à la suite du scandale du médiator des médecins qui s'expriment dans les médias doivent mentionner tous les liens d'intérêts avec les firmes lors de leur intervention et ceux-ci doivent être déclarés sur le site de la Base Transparence Santé. Or les 15 médecins constatent que les signataires de l'appel des 50 n'ont pas respecté l'obligation de déclarer, personnellement et individuellement, leurs liens et conflits d'intérêts.
Ces médecins et pharmaciens s'opposent à la généralisation de la vaccination contre le papillomavirus et considèrent qu'un moratoire sur ces vaccins est « *nécessaire* ». Tous très attachés à leur indépendance de l'industrie pharmaceutique, ces 15 professionnels de la santé signent un droit de réponse solidement docu-

365. https://www.santepubliquefrance.fr/maladies-et-traumatismes/cancers/cancer-du-col-de-l-uterus/donnees/
366. « Vaccins anti-HPV : 15 médecins dénoncent les risques des conflits d›intérêts » (parismatch.com) par Vanessa Boy-Landry (30/04/2019).

menté[367] selon lequel des « *incertitudes majeures pèsent sur l'efficacité et la sécurité* » des vaccins anti-HPV.

« On est dans la pensée magique d'un produit révolutionnaire qui ne l'est pas »

Médecin généraliste et professeur des universités à Lyon, Rémy Boussageon fait partie du comité scientifique du Conseil national des généralistes enseignants (CNGE). Une des rares sociétés savantes qui a refusé de signer l'appel des 50 considérant qu'il s'agissait « d'une opération de lobbying, explique le médecin, qui signe en son nom propre le droit de réponse.

« *On est dans la pensée magique d'un produit révolutionnaire qui ne l'est pas* », réagit le Dr Armel Sevestre, à Rennes. Blogueur santé et médecin généraliste à Mantes-la-Jolie, Jean-Claude Grange se dit « *terrifié que sur des présomptions d'efficacité, on implique toute la population* ». Pour lui, le message des 50 trahit « *une démarche autoritaire et paternaliste, où l'on voudrait faire le bien des gens malgré eux* ».

Déjà, pour le Gardasil, on entend parler du pharmacologue de Cholet qui deviendra la bête noire du gouvernement dans le cirque Covid pour avoir dénoncé devant le Sénat les multiples effets secondaires de l'injection génique anti-Covid-19.

367. 15 professionnels de santé s'opposent à la récente campagne en faveur de la vaccination des filles et des garçons contre le papillomavirus. Dénonçant l'influence de l'industrie pharmaceutique sur la promotion des vaccins anti-HPV, ils appellent les pouvoirs publics à y résister et demandent un moratoire.

En 2019, Amine Umlil se souvient de l'arrivée du Gardasil en France, en 2007 :

> « J'ai été surpris qu'en février, le ministre Xavier Bertrand annonce le remboursement de ce vaccin alors que la commission de transparence de la HAS était encore en train d'évaluer le rapport bénéfice-risque et n'avait pas rendu son avis. (...) J'ai estimé que la communication de l'appel des 50 n'était ni objective ni non trompeuse, qu'elle ne présentait pas le risque en perspective du bénéfice attendu, et qu'elle ne faisait pas état des éventuelles incertitudes, comme l'exigent le Code de la santé publique et les règles de communication rappelées en 2018 par l'Agence du médicament. »

En 2019, les 15 insistent sur les doutes d'efficacité : si le vaccin prévient certaines lésions précancéreuses, son efficacité contre le cancer n'a pas été démontrée par les essais cliniques.
Même *Prescrire*, la revue indépendante des firmes, rappelait en mars 2019 que l'évolution d'une lésion précancéreuse vers un cancer du col de l'utérus est rare (0,3 % des infections) et se produit après un délai moyen de 30 ans (la plupart des infections sont transitoires).
L'efficacité du vaccin est donc aujourd'hui « *hypothétique* ». Par ailleurs, elle précise que le bénéfice du vaccin sur les cancers de la vulve, du vagin, et de l'anus (des cancers rares) « *n'est pas établi par des données cliniques* », et que sa capacité à réduire le risque de lésions

sévères chez les hommes n'est pas démontrée.
Quid des données australiennes ?

> « Ce sont des modélisations statistiques. Cette étude, ainsi que celle qui vient de sortir en Ecosse, n'ont pas un bon niveau de preuve. S'appuyer sur des données observationnelles pour crier victoire n›est pas conforme à l›*evidence based medicine** quand il s'agit de prouver l'efficacité d'un traitement. Ce n'est pas parce que le *Lancet* ou le *British Medical Journal* publie ces études que celles-ci sont bonnes. Ce sont des arguments d'autorité. »

De toute façon, la tribune des 15 insiste sur le fait que la prévention globale du cancer du col ne passe pas que par le vaccin :

> « Ce serait réduire le cancer au virus. Or s'il est nécessaire, il n'est pas suffisant. Le tabac, l'âge des premiers rapports sexuels, le nombre de partenaires, la précarité socio-économique, le dépistage, sont autant d'éléments qui jouent. On oublie aussi de promouvoir l'usage du préservatif alors qu'il est indispensable pour se protéger des maladies sexuellement transmissibles. Ces éléments doivent être discutés en consultation avec la patiente dont le choix est ensuite plus éclairé. Il est d'autant plus important de prendre ce temps que le bénéfice et le risque de ces vaccins sont incertains. »

« Si le vaccin a une efficacité de 30 %, il faudra vacciner 100 000 femmes pour sauver une vie par an »

Pour évaluer une thérapeutique de prévention, le médecin privilégie l'« approche populationnelle » : « *Considérons que sur 30 millions de femmes, 1000 décèdent chaque année d'un cancer du col. Si le vaccin a une efficacité de 30 %, on sauve 300 vies.* » Cela veut dire qu'il faut vacciner 100 000 femmes pour sauver une vie par an ! Il faut se demander ensuite comment on justifie cela d'un point de vue économique. « *Par ailleurs, si le bénéfice du vaccin est faible, un risque d'effet indésirable grave, même rare, peut contre-balancer le bénéfice.* » Si parmi les effets indésirables observés (beaucoup ne sont pas déclarés), la plupart sont relativement bénins et transitoires, il est plausible que ce vaccin expose à un surcroît de syndrome de Guillain-Barré notamment. « *Un risque rare mais grave, et potentiellement mortel* », souligne le pharmacien hospitalier qui se réfère à l'étude indépendante de la CNAMTS et au compte-rendu du Comité technique de pharmacovigilance de l'ANSM de 2015.

Si les 400 000 filles concernées choisissaient d'être vaccinées, « *il y aurait chaque année 4 à 8 jeunes filles de plus atteintes de syndrome de Guillain-Barré du fait du vaccin, avec une mort tous les 2 ans à 3 ans. Chaque année, 1 ou 2 femmes resteraient handicapées de façon durable.* »

Du côté de *Prescrire*, le remplacement de Gardasil par Gardasil 9 soulève un point critique. D'abord parce que le vaccin de nouvelle génération n'apporte pas de bénéfice supplémentaire, mais aussi parce que la dose d'adjuvant (aluminium) qu'elle contient double le risque de réaction sévère au site d'injection.

Le vaccin a devancé de douze ans le lancement du dépistage organisé
À quelques semaines de la commercialisation du Gardasil, en 2007, une analyse coût/efficacité du Comité technique des vaccinations (CTV) préconisait d›instaurer le dépistage organisé avant d›introduire la vaccination. Vœu pieux. Sitôt commercialisé, le vaccin devancera de douze ans le lancement du dépistage organisé, annoncé en janvier 2019 par Agnès Buzyn. Les 15 signataires du droit de réponse ont fait le calcul :

> « Le seul coût hors taxes des vaccins représenterait 1,9 milliard d›euros pendant les deux premières années et 180 millions d›euros annuels en vitesse de croisière. »

En somme, la généralisation de la vaccination serait une excellente opération pour le laboratoire Merck, qui depuis fin 2018 redevient rentable, principalement grâce aux ventes d'un anti-cancéreux et du Gardasil.

« **Entre 2012 et 2018, les signataires de l'appel des 50 ont reçu 1,6 million d'euros de la part des fabricants des vaccins** »
Les 15 médecins annexent à leur droit de réponse une analyse des liens et conflits d'intérêts des signataires de l'appel des 50.

La Base Transparence Santé étant peu ergonomique et mal indexée, ils ont utilisé Euros for Docs, un outil qui rend beaucoup plus exploitables les données déclarées par les industriels, sachant qu' « *une proportion importante des rémunérations de contrats déclarés dans la base est gardée secrète* » et que les versements sont sous-déclarés, en raison de l›absence de contrôle. Des « montants sous-estimés », des experts « *sans conflits d'intérêts rémunérés indirectement par l'industrie* », des associations de patients qui sont « *des coquilles vides* », « *une formation médicale sous influence* »...
La recherche réalisée par ces médecins dévoile aussi « *une certaine puissance financière* » derrière l›appel des 50. Selon eux, « *entre 2012 et 2018, l'ensemble des signataires ont reçu 1 611 066 euros de la part des fabricants des vaccins anti-HPV (Sanofi Pasteur MSD, MSD et GSK). Une somme qui se répartit entre les professionnels (223 765 euros) et les structures (1 387 301 euros)* ».

La presse et les médias, première cible de l'industrie pharmaceutique

Très intéressante, la recherche qui dévoile, sur la même période, les montants alloués par ces trois laboratoires à l'ensemble des acteurs de la santé pour la promotion de tous leurs produits : 420 041 772 euros. Dans la répartition de leurs investissements, on voit que la cible « *presse et médias* » occupe loin devant la première place, avec 113 124 317 euros. Les académies, sociétés savantes et fondations arrivent en deuxième position.

« Un château de cartes soutenu par de solides liens et conflits d'intérêts »

« C'est une campagne de lobbying énorme », estime le Dr Sevestre qui compare l'appel des 50 à un *« château de cartes »* :

> « C'est une grande construction dont les structures sont assez fragiles, mais qui tiennent ensemble grâce à de solides liens et conflits d'intérêts. En omettant de les déclarer, les signataires de l'appel des 50 ne permettent pas aux destinataires du message d'avoir un regard critique sur l'information délivrée. Une personne qui n'a pas le temps de chercher ou qui est habituée à faire confiance pensera qu'il est impossible que tous ces gens se trompent. »

« Ce qui est extraordinaire, c'est que les labos n'ont plus besoin de se montrer », constate le Dr Grange.

> « Avant qu'un produit ne soit lancé, on a déjà réuni et convaincu ceux qu'on a désignés comme les futurs grands experts mondiaux d'une pathologie. Cela se passe dans les "boards". » Ces comités médicaux constitués par les laboratoires rassemblent des experts pour réfléchir à la stratégie au long cours : qu'est-ce qu'on pourrait faire en infectiologie, en antibiothérapie, dans la recherche contre le sida ? Les propos sont recueillis. Les gens du marketing écoutent. Dans un deuxième temps, on essaie de leur insuffler les idées de développement marketing des produits. Ces experts sont

ensuite utilisés comme orateurs, lors des congrès qui se tiennent après la commercialisation, pour populariser des articles montrant l'efficacité du produit. »

« Les 10 géants pharmaceutiques ont investi 2,6 fois plus dans le marketing que dans la recherche »

Une nouvelle ère pharmaceutique où le marketing serait roi ? C'est ce que démontrait déjà en 2005 une analyse socio-économique de l'Université de Québec à Montréal au plan mondial :

> « Entre 1996 et 2005, les dix "Big Pharma" ont dépensé 739 milliards de dollars en frais de marketing et d'administration contre 288 milliards de dollars en frais de recherche et développement. »

Ce qui se passe avec le Gardasil est vrai pour d'autres produits de santé

« *Le système médical international est devenu effrayant. A l'étranger, de nombreux auteurs publient des analyses critiques. En France, où le pouvoir académique est très fort, c'est le vide absolu* », déplore le docteur Jean-Claude Grange.

« *Ce qui se passe avec le Gardasil est vrai pour d'autres produits de santé. Ce qui est dramatique, c'est que les gens perdent confiance en la médecine et se réfugient chez des thérapeutes non professionnels de santé. Cela n'est pas bon pour la prise en charge de nos patients* », réagit le Dr de Chazournes.

Parmi les 15 signataires, les médecins blogueurs sont habitués à analyser la littérature scientifique et à débattre de la pertinence des politiques de santé publique.

« *Leur travail est prolifique!* » remarque le Pr Boussageon.
Estimant que les citoyens sont en avance sur les institutions, le professeur ajoute : « *On peut avoir une expertise sans avoir de conflit d'intérêts avec l'industrie.* »

Le site du droit de réponse des 15 signataires est accessible ici [368]. Les 15 signataires du droit de réponse déclarent ne pas recevoir la visite médicale et n'avoir aucun conflit d'intérêts en ce qui concerne les vaccins anti-HPV ou avec toute entreprise du domaine de la santé. Certains journalistes néanmoins sauvent l'honneur.[369]

La controverse publique a diminué pendant les deux premières années du Covid-19. Mais le ministère et le président, ne perdant pas l'objectif de vue d'imposer la généralisation du vaccin Gardasil par obligation ou au minimum manipulation médiatique et influence par les agences de com (voyez la prise en main des enfants diabétiques par les ballons via l'agence LJcom[370]), ont mis à jour leur calendrier de vaccination obligatoire et recommandé.[371] Y a été ajouté le vaccin anti HPV entre 11 et 14 ans. Et dès septembre 2022, alors que l'intérêt

---

368. « Face aux incertitudes sur l'efficacité et la sécurité, des médecins et pharmaciens indépendants de l'industrie pharmaceutique demandent un moratoire » Cf. *La déclaration de liens et conflits d'intérêts du Dr Vié Le sage* (site Infovac).
369. "Rien ne justifie de recommander le vaccin Gardasil contre les papillomavirus" (parismatch.com)
370. LJ Com - YouTube
371. DT07-016-22PC Carte vaccination 2022 : êtes-vous à jour ? Fr (ameli.fr)

pour le Covid baisse inéluctablement, la publicité pour le Gardasil recommence à outrance. De nombreux articles de la presse populaire assènent des contrevérités ou nient les démonstrations que nous faisons dans nos articles, appelant à répondre aux pseudo *fact checkers*. Citons un exemple récent de ce qu'est devenue la presse du XXIe siècle : « *Gardasil: 10 mensonges dans un seul article de l'AFP* » (janvier 2023)[372]

---

372. https://www.francesoir.fr/opinions-tribunes/gardasil-10-mensonges-dans-un-seul-article-d-afp-factuel Un "article" récent de l'AFP Factuel – la cellule *fact-checking* de l'AFP fait la promotion du Gardasil. Il tente de mettre en doute les faits rapportés dans la tribune de *FranceSoir* et ignore soigneusement les données officielles. Cette production parvient à accumuler 10 mensonges en moins de 2 500 mots sans se référer à aucun chiffre réel, tout en se présentant factuel : un exploit en matière de désinformation !

10.
Gardasil et plaintes

En France, le Gardasil a été mis en cause devant la justice française[373] dès 2013.
Marie Océane, âgée de 15 ans, avait reçu deux injections de Gardasil le 11 octobre et le 13 décembre 2010. Mi-février 2011, les premiers signes cliniques apparaissent. Le diagnostic de sclérose en plaques a été rapidement posé[374].

> « Une jeune fille a porté plainte contre Sanofi Pasteur MSD pour des effets secondaires liés au vaccin Gardasil. Plainte auprès du procureur de la République de Bobigny pour "violation d'une obligation manifeste de sécurité et méconnaissance des principes de précaution et prévention". La jeune femme et son avocat reprochent au Laboratoire Sanofi Pasteur MSD "de ne

---

373. « Une plainte déposée contre le vaccin anti-cancer » (ouest-france.fr)
374. L'adolescente avait décrit un calvaire après la prise du vaccin : de puissants vertiges, des symptômes typiques de la sclérose en plaques, jusqu'à une attaque l'obligeant au fauteuil roulant.

pas avoir informé les utilisateurs du Gardasil des risques inflammatoires du système nerveux central alors que ces risques ont été identifiés depuis 2009, suite à une déclaration d'effets indésirables". Ils reprochent également à l'Agence nationale de sécurité du médicament de n'avoir pris aucune mesure à l'encontre du laboratoire. Elle avait été la première à déposer une plainte en 2013, mais celle-ci avait été classée en octobre 2015 par le parquet de Paris, au motif qu'il n'y avait pas de lien direct entre ce vaccin et des pathologies du système nerveux. La jeune Landaise avait dans la foulée déposé une plainte avec constitution de partie civile afin d'obtenir la reprise d'investigations par un magistrat instructeur. "Atteinte à l'intégrité de la vie humaine" . Une information judiciaire avait alors été ouverte en avril 2016 pour "atteinte involontaire à l'intégrité de la vie humaine" et "tromperie aggravée". Le 27 novembre 2018, la société MSD Vaccins était entendue par la juge d'instruction et placée sous le statut de témoin assisté. »[375]

En 2018, M. O. Bourguignon avait déposé une plainte contre Sanofi au tribunal de Dax pour relancer ce débat. Cette action en justice est toujours d actualité entre confrontations et expertises médicales.

En avril 2014, vingt-cinq nouvelles plaintes ont été déposées[376] (puis une dizaine d'autres), renforçant les

375. « Cancer du col de l›utérus: fin de l›enquête sur le vaccin Gardasil » (francetvinfo.fr)
376. « 25 nouvelles plaintes vont être déposées contre le vaccin » (ouest-france.fr)

suspicions d'effets secondaires pour ce même vaccin. « *Le point commun entre toutes ces affaires est le délai très court entre l'injection du Gardasil et les premiers symptômes de la maladie* », avait indiqué Me Jean-Christophe Coubris. En avril 2019, la magistrate chargée d'instruire les différentes affaires a prononcé l'abandon des poursuites pénales envers le laboratoire Sanofi Pasteur MSD.

Le parquet de Paris a estimé qu'il n'y avait pas de lien direct entre ce vaccin et des pathologies du système nerveux dénoncées par des patientes, suivant des conclusions discutables de l'ANSM et de l'Académie de médecine.

L'ANSM après examen des données du Système d'Information Inter-Régimes de l'Assurance maladie, portant sur une cohorte de jeunes filles nées entre 1992 et 1996 a assuré que « *les vaccins contre les infections à papillomavirus (HPV), elles-mêmes principales causes des cancers, n›entraînaient pas d'augmentation du risque global de survenue de maladies auto-immunes* ». On peut s'étonner et regretter que l'agence du médicament n'hésite pas à affirmer péremptoirement la responsabilité jamais démontrée du virus dans la survenue des cancers. Cette affirmation reproduite dans la brochure de l'INCa à destination des parents les induit en erreur en utilisant l'argument d'autorité.

De même, l'Académie de médecine a publié un communiqué affirmant l'inocuité du Gardasil. Mais cette assemblée, dont la plupart des membres ont été très liés à l'industrie durant leur vie professionnelle, a constamment adopté une position outrancièrement pro-vaccin.

D'autres collectifs se sont emparés de l'affaire Gardasil [377]

Le collectif représenté par l'avocate Camille Kouchner donne les chiffres suivants : « *Entre 2006 et 2011, 1672 cas d'effets indésirables ont été recensés, dont 352 graves.* »

Différentes associations luttent pour obtenir un moratoire sur le Gardasil, comme Revahb qui regroupe les victimes du vaccin contre l›hépatite B, *E3M* qui rassemble les personnes atteintes de myofasciite à macrophages et Amalyste, une association de patients souffrant des syndromes de Lyell et du Stevens-Johnson[38].

En France, les liens étroits entre le pouvoir et Sanofi-Pasteur, les partis pris des agences sanitaires et l'indépendance très limitée de la justice étouffent les plaintes contre le Gardasil qui commencent néanmoins à évoquer l'affaire du Médiator, de la Dépakine ou encore du Lévothyrox dans lesquelles l'action des patients sur de nombreuses années a fini par intéresser la justice…

Pourtant, les complications du Gardasil ont été fréquemment dénoncées à l'étranger.

Des manifestations de protestation contre le Gardasil et ses complications ont eu lieu dans de nombreux pays :

---

377. https://fr.wikipedia.org/wiki/Gardasil : Allégation de risque de développer des maladies auto-immunes à la suite de la vaccination.

Japon[378] [379], Irlande[380] [381], Danemark[382], Colombie[383]. On ne peut pas accuser ces manifestants d'être des antivax, puisqu'ils ont tous cru à l'intérêt du vaccin, qu'ils ont fait injecter ce produit à leurs enfants et ne se plaignent que depuis qu'ils souffrent de complications. Seul le Gardasil avait été l'objet de telles protestations avant les nombreuses manifestations dénonçant les morts des injections Covid-19.

Procès Gardasil aux USA

Les preuves scientifiques émergentes établissant le lien entre Gardasil et problèmes de santé sont à l'origine d'une vague croissante de poursuites contre Merck. Les premières poursuites contre le Gardasil ont commencé à être acceptées (sans rejet sans suite) au second semestre de 2020 et leur nombre a régulièrement augmenté depuis. Les plaignants sont des personnes qui ont reçu des vaccins Gardasil et ont ensuite développé des maladies auto-immunes et d'autres problèmes de santé graves liés au Gardasil, tels que le syndrome de tachycardie orthostatique posturale (« POTS »).

---

378. HPV: le Japon ne recommande plus les vaccins Gardasil et Cervarix contre le cancer de l'utérus. https://www.slate.fr/life/74167/vaccin-japon-hpv
379. https://pubmed.ncbi.nlm.nih.gov/31924344/
380. Dont de nombreux membres du groupe REGRET (Reactions and Effects of Gardasil Resulting in Extreme Trauma),
381. rishtimes.com/news/health/almost-650-girls-needed-medical-intervention-after-hpv-vaccine-1.3217346
382. http://initiativecitoyenne.be/2015/06/le-bilan-accablant-du-vaccin-gardasil-au-danemark.html
383. https://hetq.am/en/article/84400

Les poursuites allèguent que **Merck a frauduleusement dissimulé des preuves sur les risques** pour la santé du vaccin **tout en prétendant sans preuve que Gardasil pourrait prévenir le cancer du col de l'utérus**. Les plaintes pour fraude ne sont pas courantes dans ce type de procédure.
Un procès Gardasil dans le district du Nevada a récemment été rejeté car le juge a conclu que « *les réclamations du demandeur avaient été préemptées dans le cadre du Programme national d'indemnisation des victimes de vaccins institué par la loi sur les vaccins* » dont l'objectif est de rendre difficile la poursuite des fabricants de vaccins.

Les plaintes ont pris de l'ampleur avec leur regroupement[384]. Un panel judiciaire[385] a regroupé plus de 31 actions en justice contre Merck pour des effets nocifs prétendument causées par son vaccin anti-HPV Gardasil, rejetant l'argument de Merck selon lequel cela augmenterait l'hésitation à se faire vacciner, diffuserait des informations erronées sur les vaccins et provoquerait une avalanche de plaintes pour blessures « *sans fondement* ».
Le U.S. Judicial Panel on Multidistrict Litigation a déclaré que « les *procès individuels impliquent des questions communes, et la centralisation servira la commodité des parties et des témoins et favorisera la*

384. https://childrenshealthdefense.org/defender/les-plaignants-attendent-leur-jour-au-tribunal-alors-que-le-comite-judiciaire-consolide-des-dizaines-de-proces-contre-le-vaccin-vph-gardasil-de-merck/?lang=fr
385. Judicial Panel on Multidistrict Litigation"(MDL) qui supervise les litiges fédéraux multidistricts.

conduite juste et efficace du litige ». Le district ouest de la Caroline du Nord a été choisi comme lieu pour la nouvelle session[386]. Les poursuites contre Merck allèguent que le géant pharmaceutique a accéléré le processus d'approbation de Gardasil par la FDA et a mené des essais cliniques trompeurs pour masquer des effets secondaires graves et exagérer l'efficacité du vaccin.
Kennedy a déclaré :

> « Au cours de la dernière année, nous avons pu démontrer que Merck, fabricant du vaccin Gardasil, était conscient qu'il existait un risque inacceptable de troubles neurologiques, de maladies auto-immunes et notamment syndrome de tachycardie orthostatique posturale. La consolidation de toutes les plaintes contre Gardasil aux États-Unis dans une seule salle d'audience signifie que chaque enfant et chaque adulte victime du vaccin Gardasil peut maintenant plaider sa cause devant un seul juge fédéral. »

Le cabinet d'avocats représentant les plaignants est satisfait de la décision. *« Nous sommes très heureux que le JPML [Panel judiciaire américain sur les litiges multi-district] ait décidé de centraliser les litiges relatifs au Gardasil* », a déclaré Bijan Esfandiari, avocat spécialisé dans le Gardasil et actionnaire principal de Baum Hedlund. *« La coordination efficace du litige multidistrict (MDL)*

---

386. Gardasil prod. Liab. Lit., mdl no. 3036, affaire confiée au juge Robert Conrad Jr.

est la plus logique et donne aux plaignants la meilleure voie pour rechercher et obtenir justice. Nos clients sont impatients d'obtenir « leur journée au tribunal. »[387] Au 28 juillet, le cabinet d'avocats Baum Hedlund Aristei & Goldman a déclaré que 48 affaires étaient en cours et qu'au moins 100 autres devaient être déposées devant la Cour fédérale.

Recours collectif Gardasil en Californie

Mis à part les poursuites contre le vaccin Gardasil dans le cadre du recours collectif Multidistrictlitigation (MDL) (procès) de la Cour fédérale, il existe de nombreuses poursuites contre le Gardasil qui ont été regroupées devant les tribunaux de l'État de Californie et qui sont beaucoup plus avancées que leurs homologues fédéraux. Lors de la dernière conférence de la MDL, cependant, il a été confirmé que toutes ces dates de procès devant les tribunaux d'État de Californie ont été repoussées d'un an, à septembre 2024 afin de coordonner la MDL avec les procédures judiciaires de l'État de Californie[27]. Dans l'attente des verdicts qui confirmeront les complications et la responsabilité du Gardasil niées dans notre pays, le gouvernement français devrait adopter une attitude plus prudente au lieu d'instaurer une campagne de vaccination aux risques médicaux et judiciaires non mesurés.

387. Gardasil HPV Vaccine Lawsuit | March 2023 Update (lawsuit-information-center.com)

Conclusion
Gardasil et obligation annoncée

« Le système ne dispose pas d'autre ressource que le mensonge pour se maintenir. Si tout le monde refuse le mensonge, le régime fondé sur le mensonge s'effondrera. »

Liu Xiaobo, *La philosophie du porc*
Dissident chinois, prix Nobel de la paix, mort en prison.

« La relation médecin-patient doit être d'abord et avant tout basée sur la confiance, alors que la coercition la mine… C'est à partir de débuts insignifiants que les valeurs d'une société entière peuvent être renversées. »

Mary Holland, professeur de droit à la tribune de l'ONU

Nous ne saurions terminer ce livre sans réfléchir sur les enseignements du passé, y compris récent, sur les règles morales de l'exercice médical, et au dilemme éthique qu'entraîne pour le médecin une obligation légale contraire à l'état actuel de la science[388]. Nous en avons tristement constaté les dégâts depuis la « plandémie » Covid-19, les injonctions gouvernementales à renoncer au serment d'Hippocrate.

Nous sommes attristés du silence ou de la collaboration des organismes scientifiques officiels à la propagande éhontée, toujours trompeuse et souvent mensongère, répétée dans les médias, sur les ondes et la presse tout public à propos de ce vaccin, à l'intérêt plus qu'incertain, et aux conséquences nocives maintenant avérées.

Ne doit-on pas suffoquer lorsque le président du conseil de l'Ordre ou des médecins connus, voire un ministre se permettent d'affirmer haut et fort que « *la vaccination ne se discute pas* » et que ceux qui oseraient élever une objection se verraient soumis aux foudres de l'Ordre des médecins?

Le Conseil national a encore précisé que « *le problème des effets secondaires ne le concernait pas*[389]*, et qu'il est là seulement pour veiller à ce que les ordres du ministère soit appliqué* », en l'occurrence à ce que l'obligation des 11 vaccins soit respectée, sous peine de sanction ordinale, c'est-à-dire d'interdiction éventuelle d'exercice en cas

---

388. La Déclaration de Genève de l'Association Médicale Mondiale (AMM) engage les médecins en ces termes: « La santé de mon patient prévaudra sur toutes les autres considérations. » Le Code International d'Ethique Médicale déclare qu'« un médecin doit agir dans le meilleur intérêt du patient lorsqu'il le soigne ». Le devoir du médecin est de promouvoir et de sauvegarder la santé, le bien-être et les droits des patients, y compris ceux des personnes impliquées dans la recherche médicale ».

389. Réponse de l'Ordre à B. Guennebaud: « *Les effets secondaires des vaccins ne nous concernent pas, leurs évaluations non plus.* » https://aimsib.org/2018/08/19/reponse-de-lordre-a-b-guennebaud-les-effets-secondaires-des-vaccins-ne-nous-concernent-pas-leurs-evaluations-non-plus/

de refus de vacciner un enfant et même en cas de certificat de contrindication non reconnue par le ministère.

L'Ordre des médecins confirme donc qu'il est le gendarme du ministère et rien d'autre, comme au temps du gouvernement de Vichy qui l'a créé et comme les condamnations depuis deux ans de médecins qui ont eu le tort de soigner leurs patients et de les guérir l'a démontré encore plus violemment. Les soignants sont toujours suspendus en ce mois d'avril 2023 alors que tous les mensonges d'efficacité des pseudo vaccins sur lesquels reposaient cette interdiction d'exercice ont été éventés depuis plusieurs mois.
Les chantres de la vaccination avaient promis des preuves d'efficacité du gardasil sur le cancer dans 15 à 20 ans. 17 ans après sa commercialisation, les pays qui ont commencé très tôt et massivement vacciné, viennent d'apporter les preuves du grave échec de cette politique, qui finalement, paraît augmenter le risque de cancer au lieu de le faire disparaître.
Comme pour le *Titanic*, l'échec a été démontré rapidement. Le beau rêve d'éradiquer le cancer du col de l'utérus s'est transformé en cauchemar de sa multiplication. Comment peut-on encore vouloir imposer une obligation ?

Rappel de l'état actuel de la science
Le Gardasil ou le Cervarix n'ont jamais démontré une quelconque efficacité dans la prévention des cancers invasifs du col utérin, objectif affiché, ni des cancers du canal anal ou ORL.

Les relevés des registres officiels des cancers des pays qui ont institué une politique de vaccination intense prouvent que celle-ci aboutit, au bout de 4 à 5 ans, à une augmentation parfois importante [390] du risque de cancer du col utérin atteignant les femmes jeunes. Les augmentations d'incidence les plus importantes ont été observées en Irlande, en Suède, en Norvège et Grande-Bretagne, Australie tous pays champions de la vaccination.[391]

Les effets secondaires, cachés par les firmes et les agences, s'ils sont rares, sont loin d'être anodins.

La comparaison des taux de couverture vaccinale et des incidences standardisées de cancer montre qu'il vaut mieux, pour une population qui a accès au dépistage par frottis, ne pas être vaccinée contre les HPV ![392]

La balance bénéfice-risque n'est pas en faveur de la vaccination, a fortiori de son obligation

Dans les pays à forte couverture vaccinale, l'incidence

390. Doublement de l'incidence pour les Britanniques âgées de 25 à 30 ans (de 11 à 22), 113 % d'augmentation (de 0.7 à 1.5) pour les australiennes de 20 à 24 ans, +47 % chez les suédoises de 30 à 39 ans (de 14.78 à 21.81) et +40 % chez celles de 40 à 49 ans (de 14.68 à 20.50), +65 % chez les norvégiennes de 30 à 39 ans (de 16.92 à 28.11) et de +50 % chez celles de 40 à 49 ans.

391. Deependra Singh, Jerome Vignat, Valentina Lorenzoni, Marzieh Eslahi, Ophira Ginsburg, Beatrice Lauby-Secretan, Marc Arbyn, Partha Basu, Freddie Bray, Salvatore Vaccarella
Global estimates of incidence and mortality of cervical cancer in 2020: a baseline analysis of the WHO Global Cervical Cancer Elimination Initiative Lancet Glob Health 2023 ; 11 : e197–206 December 14, 2022

392. 2017 Toronto, ON : Société canadienne du cancer ; 2017. Disponible à www.cancer.ca/statistiques.

des cancers invasifs et la mortalité sont plus élevées qu'en France, et l'obligation vaccinale proposée par certains députés et le président, veut supprimer ce paradoxe français qui protège nos enfants !
En France, en 2023, la couverture vaccinale anti HPV est faible (environ 38 % pour les filles et 10 % chez les garçons) pour une incidence du cancer du col de l'utérus basse et une mortalité spécifique peu élevée. La France, peu vaccinée par le Gardasil, a donc une évolution nettement plus satisfaisante, tant pour l'incidence que pour la mortalité que celle des pays cités en exemple par les députés qui veulent imposer la vaccination.

Analyse de la proposition de loi qui rendrait obligatoire le Gardasil

Les parlementaires[393] [394] ont été trompés manipulés par des informations orientées et/ou mensongères reprenant l'argumentaire habituel des laboratoires pharmaceutiques, intégralement retrouvé dans le préambule du projet de loi.
Une commission d'enquête parlementaire qui pourrait entendre des experts, citoyens et associations, n'ayant de près ou de loin, aucun lien d'intérêt avec des laboratoires, serait un premier pas pour éclairer le Parlement.

---

393. Voir l'amendement de juillet 2018.
394. Laure de La Raudière, Agnès Firmin Le Bodo, Pierre Morel-à-L'huissier, Vincent Ledoux, Antoine Herth, Charles de Courson, Christophe Naegelen, Meyer Habib – proposition de loi visant à ajouter le vaccin contre le papillomavirus sur la liste des vaccinations obligatoires déposée le 27 juin 2018.

Que faut-il rappeler à nos parlementaires ? [395]
L'infection à papillomavirus ne constitue pas en France un problème réel de santé publique, ni pour les femmes, ni pour les hommes. Chez les femmes, depuis que le dépistage par frottis est utilisé, le nombre annuel de morts par cancer du col de l'utérus est constamment inférieur à 1000 en France, et les femmes qui en meurent sont presque uniquement celles qui ne l'ont pas pratiqué tous les trois ans. Ces moins de 1000 morts dont au moins 800 pourraient être évitées par le frottis du col, sont à comparer aux fardeaux annuels du cancer des poumons, du sein chez la femme, ou du cancer de la prostate.

Le frottis régulier (tous les trois ans en période d'activité génitale) est le meilleur garant du dépistage précoce du cancer du col au stade préinvasif et de la prévention de la mortalité par ce cancer. Il faut féliciter la ministre d'avoir enfin prévu un dépistage organisé par frottis du cancer du col.
Il faut rappeler qu'a**ucune politique de prévention, qui s'adresse à des êtres humains en bonne santé ne doit tolérer le risque d'effets secondaires graves** (même si exceptionnels), encore moins avec un médicament encore expérimental.
Que la diffusion large à des populations entières (hommes, femmes, jeunes filles, garçons) sans essais initiaux probants constitue **une expérimentation qui doit respecter le**

395. https://www.boursier.com/actualites/reuters/les-geants-pharmaceutiques-recus-lundi-par-macron-221735.html 6 07 2018

code de Nuremberg[396] **et la convention d'Helsinki ratifiée par la France** et qui rappellent les règles de l'éthique médicale et des droits de l'être humain[397] :

> «Le consentement volontaire du sujet humain est absolument essentiel. Cela signifie que la personne intéressée doit jouir de la capacité légale totale pour consentir: elle doit être laissée libre de décider, sans intervention de quelque élément de force, de fraude, de contrainte, de supercherie, de duperie ou d'autres formes de contraintes ou de coercition. »

Le cas échéant, cette expérimentation pourrait être réalisée, mais avec l'accord libre et éclairé des participants (si leur intérêt individuel pouvait être espéré, ce qui n'est pas le cas actuellement).

Pour nos députés qui veillent aux finances publiques, rappelons enfin que l'obligation par les pouvoirs publics d'un vaccin à plus de 400 € grèverait le budget de l'assurance-maladie chaque année de **près de 300 millions d'euros**[398], alors qu'elle a été conçue pour soigner des

---

396. Bayle François, « Croix gammée contre caducée. Les expériences humaines en Allemagne pendant la Deuxième Guerre mondiale », Neustadt (Palatinat), Commission des crimes de guerre, 1950, p.1473.
397. Le Code de Nuremberg: a constitué le point de départ de la prise de conscience des dangers des progrès de la science et de la nécessité de l'encadrer par un certain nombre de règles. Il est considéré comme un code légal de droits humains et non comme un code de déontologie médicale qui devrait être appliqué seulement par des médecins.
398. 400 000 jeunes filles par classe d'âge, donc un peu plus de 170 millions de vaccin plus les frais engendrés par les consultations nécessaires aux trois injections et la surveillance des effets secondaires.

patients et non pour une politique de prévention hasardeuse. Sans compter qu'une obligation légale exonère les firmes pharmaceutiques de leurs responsabilités médico-légales, et transfère la charge de l'indemnisation des accidents vaccinaux au budget de l'état !
Une mesure sanitaire obligatoire ne doit pas reposer sur *la foi* dans une vaccination ou des conflits d'intérêts cachés, **mais sur des faits avérés, vérifiables par chaque citoyen.** Or les faits établis par les relevés officiels des registres du cancer montrent que la vaccination anti HPV ne protège pas contre le cancer invasif du col de l'utérus, mais parait plutôt maintenir sa fréquence à un niveau élevé, voire même l'augmenter.

Droit au consentement éclairé, question de droit international coutumier

La vaccination comme tout acte médical relève du code de Nuremberg et c'est un professeur de droit, américaine qui en parle le mieux. Le professeur Holland, à la tribune de l'ONU [399] a évoqué les droits civils liés qui élimineraient le droit au consentement éclairé de refuser les vaccinations. Elle a ainsi rappelé :

> « L'histoire nous a montré les résultats d'une intrusion du gouvernement dans les droits médicaux personnels. (…)

399. https://lesbrindherbes.org/2016/12/25/mary-holland-vaccination-obligatoire-viole-code-de-nuremberg/
Vidéos : https://healthimpactnews.com/2016/n-y-law-professor-addresses-u-n-on-government-vaccine-policies-violating-the-nuremberg Professor Mary Holland addressing the U.N. regarding civil rights related to government vaccine policies.

Les Nations Unies, ainsi que la communauté internationale ont l'obligation de respecter les droits humains liés à la vaccination.
(...)
Le Code de Nuremberg stipule que "le consentement volontaire du sujet humain est absolument essentiel, nul ne peut être soumis sans son libre consentement à une expérience médicale ou scientifique."
Ce principe de précaution en médecine mène directement à l'idée que les politiques de vaccination doivent être recommandées et non rendues obligatoires.
La relation médecin-patient doit être d'abord et avant tout basée sur la confiance, alors que la coercition la mine. Lorsque la relation médecin-patient est basée sur la coercition, c'est la confiance qui en fait les frais. Les médecins servent alors l'état et par extension la société, avant l'intérêt de leurs patients.
(...)
Le Dr Leo Alexander, chef médical consultant américain au procès de Nuremberg, a averti en 1949 que "c'est à partir de débuts insignifiants que les valeurs d'une société entière peuvent être renversées". Il a souligné que bien avant l'arrivée au pouvoir des nazis en Allemagne, un changement dans la culture médicale s'était déjà produit "ouvrant la voie à l'adoption d'un point de vue hégélien utilitariste" avec une littérature traitant de l'euthanasie et de l'extermination des personnes handicapées dès 1931.
(...)

Selon le principe de précaution médicale, le principe, par défaut, de la vaccination doit relever de recommandations et non d'obligations.

En 1992, au Japon, la Haute Cour de Tokyo a traité l'affaire de 159 survivants de dommages vaccinaux et de cas de décès. La Cour a conclu que le ministère de la Santé avait fait preuve de négligence en omettant de mettre en place un programme de dépistage qui aurait permis d'exclure les personnes qui présentaient des contre-indications à la vaccination. Le tribunal a noté que le ministère de la Santé s'était focalisé sur les mesures permettant d'accroître le taux de vaccination au détriment de l'attention qu'il aurait fallu porter aux effets indésirables des vaccins. En outre, le tribunal a fait remarquer que le ministère n'a pas fourni suffisamment d'informations aux médecins et au public sur les effets indésirables des vaccins. Le tribunal a conclu que les victimes avaient droit à un dédommagement de la part de l'État.

(…)

« Comme nous le savons tous, les soins de santé partout dans le monde représentent un fameux business. Les vaccins représentent un marché qui ne cesse de croître, comme d'apporter des marges de plus en plus élevées de profits.

Si nous ne respectons pas les premiers principes du droit à la vie, à la liberté et à l'intégrité corporelle des personnes, du droit à consentement préalable libre et éclairé en médecine, nous pourrions nous retrouver dans des situations désastreuses prévisibles ou même inconnues.

> Pour conclure, je veux paraphraser le discours d'adieu du président Eisenhower aux États-Unis en 1961, quand il faisait allusion aux risques que pouvait comporter le "complexe militaro-industriel". Je substitue le terme "médico-industriel" aux paroles du président parce que je crois que ce "complexe médico-industriel" présente de nombreux risques que le président avait prédits dans son discours: "Le potentiel d'une montée désastreuse du pouvoir existe et persistera. Nous ne devons jamais permettre que ce complexe mette en danger nos libertés ou notre processus démocratique. Nous ne devons rien prendre pour acquis. Seuls des citoyens éveillés et bien informés peuvent contraindre l'énorme machinerie industrielle et médicale à respecter nos méthodes et nos objectifs pour que la sécurité et la liberté puissent prospérer ensemble... En gardant l'œil sur la recherche et les découvertes scientifiques, comme il nous appartient de le faire, nous devons aussi rester attentifs au danger égal et opposé qui conduirait la politique à devenir elle-même captive d'une élite scientifique et technologique". »

Tout est dit dans ce discours d'un professeur de droit à l'ONU, qui n'est ni anti ni pro-vaccin, mais respecte les droits de l'homme et du citoyen. Il serait tellement important que nos députés prennent le temps de lire ces déclarations ou d'écouter son discours à l'ONU en se rappelant peut-être la phrase la plus capitale de son exposé: *« C'est à partir de débuts insignifiants que les valeurs d'une société entière peuvent être renversées. »*

Battons-nous contre cette nouvelle proposition de loi qui menace nos enfants sans aucun bénéfice médical avéré, en informant, chacun, notre député, notre sénateur, nos élus intermédiaires, que personne ne puisse ne pas savoir et ne pas alerter.
Seul ce travail de proximité de chaque citoyen pourra éviter cette nouvelle catastrophe que pourrait être l'obligation de la vaccination anti HPV, comme l'a été la vaccination contre l'hépatite B qui a été présentée comme la prévention du cancer du foie et été suivie par une augmentation considérable du nombre de nouveaux cas annuels de ce cancer.
Appliquons le principe de précaution ! Faisons respecter le droit de chaque être humain à disposer de son corps !
Et rendons hommage au philosophe Edgar Morin[400] :

> « Les esprits formés par un mode de connaissance qui répudie la complexité, donc l'ambivalence, ne savent concevoir l'ambivalence inhérente à l'activité scientifique, où connaissance et manipulation sont les deux faces du même processus. Plus généralement, la mentalité formée à un mode de pensée binaire, qui exclut l'ambiguïté, ne peut concevoir que la science soit à la fois bonne et mauvaise, bienfaisante et perverse, utile et néfaste. »

---

400. *La Méthode. Tome 6, Éthique*, Points, 2014.

Lexique

Adjuvant

Désigne, dans un vaccin, ce qui est ajouté à l'antigène pour le stabiliser ou augmenter son action de stimulation de la réaction immunitaire. L'aluminium est un adjuvant de nombreux vaccins dont le Gardasil. Il est fortement soupçonné d'être à l'origine de nombreux effets secondaires et en particulier des complications neurologiques graves. La dose d'aluminium contenu dans le Gardasil 9 est le double de celle du Gardasil 4.

AME (aide médicale d'État)

Dispositif permettant aux étrangers en situation irrégulière de bénéficier d'un accès aux soins. Attribuée sous conditions de résidence stable et de ressources. Pour la demander, un dossier est à constituer (formulaires et justificatifs). Une fois attribuée, l'AME est accordée pour 1 an. Le renouvellement doit être demandé chaque année.

Ametist
Pour la liberté de choix thérapeutique des enfants et adultes atteints du cancer.
Association de patients médecins et citoyens ayant pour but essentiel de sauvegarder la liberté thérapeutique et le choix des familles dans le traitement des enfants et adolescents atteints de cancer. Fondée dès 1990, devant le début de mise en place du monopole du traitement des enfants cancéreux pour tenter d'y échapper.

AMM (association médicale mondiale)

> « 1. L'Association Médicale Mondiale (AMM) a élaboré la Déclaration d'Helsinki comme un énoncé de principes éthiques applicables à la recherche médicale impliquant des êtres humains, y compris la recherche sur du matériel biologique humain et sur des données identifiables. La Déclaration est conçue comme un tout indissociable. Chaque paragraphe doit être appliqué en tenant compte de tous les autres paragraphes pertinents.
> 2. Conformément au mandat de l'AMM, cette Déclaration s'adresse en priorité aux médecins. L'AMM invite cependant les autres personnes engagées dans la recherche médicale impliquant des êtres humains à adopter ces principes. »

Lecture intégrale conseillée sur le site de l'AMM qui fait état des mises à jour régulières.

AMM (autorisation de mise sur le marché) (*drug approval*)
Accordée par les agences de régulation, FDA (Food and Drug

administration) aux Etats-Unis et EMA (European Medecines Agency Agence Européenne des médicaments) en Europe, cette autorisation permet aux entreprises du médicament de commercialiser un nouveau médicament dans des situations précises (indications dites restrictives). Mais dès qu'une AMM est obtenue, l'entreprise tente d'en élargir les indications pour augmenter ses ventes et les médicaments. Ainsi la FDA avait initialement recommandé de vacciner les jeunes filles non infectées par le HPV, mais de très nombreuses « vaccination de rattrapage » ont été réalisées. Lorsque l'EMA a autorisé un médicament en Europe (UE), la France est sommée de l'autoriser, l'agence du médicament –ANSM – ne peut intervenir que sur l'évaluation du service rendu qui est censée aider le comité chargé du prix et du taux de remboursement à faire les bons choix.

ANAES (Agence nationale d'accréditation et d'évaluation en santé)
Structure de santé publique en France, elle n'existe plus à part entière, elle a été regroupée, avec d'autres commissions, au sein de la Haute Autorité de santé (HAS) le 13 août 2004.

Antécédent
Fait antérieur concernant la santé du patient ou de sa famille, qu'il est nécessaire de connaître pour mieux les prendre en charge. En matière de vaccination les antécédents d'allergie peuvent faire craindre des complications graves.

ANSM (Agence nationale de sécurité du médicament et des produits de santé)
L'ANSM a été créée par la loi du 29 décembre 2011 relative au renforcement de la sécurité sanitaire des médicaments et des produits de santé et s'est substituée le 1er mai 2012 à l'Agence française de sécurité sanitaire du médicament et des produits de santé (Afssaps) dont elle a repris les missions, droits et obligations. Elle a été dotée de responsabilités et de missions nouvelles, de pouvoirs et de moyens renforcés. Etablissement public placé sous la tutelle du ministère chargé de la santé, l'ANSM est financée par une subvention pour charge de service public reçue de l'État, d'un montant de 115 millions d'euros pour 2015.

Anticorps
Protéine complexe utilisée par le système immunitaire pour détecter et neutraliser les agents pathogènes de manière spécifique. Les anticorps sont sécrétés par des cellules dérivées des lymphocytes B : les plasmocytes.

Approbation accélérée (*accelerated approval*)
Mécanisme créé en 1992, par le Prescription Drug User Act (PDUFA) fixe pour but à la FDA de répondre à la demande d'AMM en 6 mois.

AVIESAN (Alliance nationale pour les sciences de la vie et de la santé)
A été créée en avril 2009 par l'Inserm, le CNRS, le CEA, l'INRA, l'INRIA, l'IRD, la Conférence des Présidents d'Université et l'Institut Pasteur pour « assurer la valorisation cli-

nique, économique et sociale des connaissances, entre autres en facilitant les partenariats industriels et en développant de nouveaux paradigmes d'innovation et de nouvelles stratégies de collaborations industrielles ». Autrement dit, de mettre les découvertes publiques au service du privé.

Breakthrough Therapy **(thérapie qui réalise une percée thérapeutique)**
Qualificatif accordé par la FDA à un médicament novateur qui lui permet un allègement considérable des formalités d'AMM.

Brevet
Un brevet est un titre de propriété industrielle qui confère à son titulaire un droit d'interdire à un tiers l'exploitation de l'invention objet du brevet à partir d'une certaine date et pour une durée limitée.
Les droits exclusifs résultant du brevet sont valables pour une durée déterminée. Celle-ci est de 20 ans à dater du dépôt de la demande de brevet. Dans des cas exceptionnels, un brevet peut aussi être étendu, en matière de médicaments et de produits phytopharmaceutiques, à une durée maximale de 25 ans et 6 mois par le moyen de certificats complémentaires de protection pour les médicaments et les produits phytopharmaceutiques.

Cancer
Maladie provoquée par la transformation de cellules qui prolifèrent de façon anarchique. Ces cellules qui n'obéissent plus aux systèmes de régulation de l'organisme finissent par former une masse (tumeur maligne) ou envahir sang, moelle

et ganglions (cancer du sang ou hémopathies). Les cancers du col de l'utérus ont tendance à envahir les tissus voisins mais migrent rarement dans d'autres parties du corps, pour produire des métastases.

CNAM (Caisse Nationale d'Assurance Maladie)
Branche maladie de la Sécurité sociale.

Code de Nuremberg
Au cours du procès de Nuremberg de 1947 jugeant les plus célèbres nazis dont des médecins, les juges prennent conscience de la dimension éthique particulière de ce procès et de l'importance du jugement qu'ils allaient être amenés à rendre, non seulement pour les victimes des expérimentations médicales nazies, mais surtout pour les générations à venir. Ils dressent le constat du vide juridique dans le domaine des expérimentations menées sur l'homme. Le procès de Nuremberg a constitué le point de départ de la prise de conscience des dangers des progrès de la science, avec les dérives qu'elle peut susciter, et de la nécessité de l'encadrer par un certain nombre de règles réunies dans le code de Nuremberg (Cf Bruno Haliou, *Le procès des médecins de Nuremberg. L'irruption de l'éthique médicale moderne*, Vuibert, 2007)[401].

Commission de la transparence de la HAS
Évalue le rapport bénéfice-risque du médicament. Instance scientifique composée de médecins, pharmaciens, spécialistes

401. La traduction de référence du code de Nuremberg est issue du travail de Philippe Amiel, François Vialla, La vérité perdue du « code de Nuremberg »: réception et déformations du "code de Nuremberg" en France (1947-2007), Rev. dr. sanit. Et soc. RDSS 2009; 4 :673-687.

en méthodologie et épidémiologie. Évalue les médicaments ayant obtenu leur autorisation de mise sur le marché (AMM), lorsque le laboratoire qui les commercialise souhaite obtenir leur inscription sur la liste des médicaments remboursables (articles L.162-17 du code de la sécurité sociale et L.5123-2 du code de la santé publique).

Elle a notamment pour missions de donner un avis aux ministres chargés de la Santé et de la Sécurité sociale sur la prise en charge des médicaments (par la sécurité sociale et/ou pour leur utilisation à l'hôpital), notamment au vu de leur service médical rendu (SMR) qui prend en compte la gravité de la pathologie, l'efficacité et les effets indésirables du médicament, et sa place dans la stratégie thérapeutique, ainsi que de l'amélioration du service médical rendu (ASMR) qu'ils sont susceptibles d'apporter par rapport aux traitements déjà disponibles, de contribuer au bon usage du médicament en publiant une information scientifique pertinente et indépendante sur les médicaments. La loi n° 2007-248 du 26 février 2007 portant diverses dispositions d'adaptation au droit communautaire dans le domaine du médicament, en son article 28, fait obligation à la HAS de rendre publics les procès-verbaux assortis des détails et explications des votes des réunions de la commission de la transparence. N'hésitez pas à regarder les avis de la commission de transparence concernant un médicament donné. Ils sont très instructifs.

Comité économique des produits de santé

Le CEPS fixe un prix de remboursement d'un médicament théoriquement en fonction du bénéfice médical que lui reconnaît la commission de la transparence. Quand un produit innovant arrive sur une aire thérapeutique déjà encombrée par des produits concurrents, les autorités de santé négocient en position de force. Quand un médicament surgit dans un vide thérapeutique réel ou imaginaire créé par l'invention quotidienne de maladies « rares » correspondant au saucissonnage de pathologies connues, comme c'est le cas aujourd'hui dans le cancer, le rapport de force est apparemment en faveur du laboratoire, mais rien n'oblige le CEPS, puis la ministre à céder aux pressions et à accorder des prix délirants dénués de toute logique.

Conflit d'intérêt

Situation dans laquelle un agent public a un intérêt personnel de nature à influer ou paraître influer sur l'exercice impartial et objectif de ses fonctions officielles. L'intérêt personnel de l'agent englobe tout avantage pour lui-même ou elle-même ou en faveur de sa famille, de parents, d'amis ou de personnes proches, ou de personnes ou organisations avec lesquelles il ou elle a ou a eu des relations d'affaires ou politiques. Il englobe également toute obligation financière ou civile à laquelle l'agent public est assujetti. (Conseil de l'Europe, Recommandation n° R (2000)10 11 mai 2000). Par exemple, lorsqu'un expert chargé de délivrer une autorisation de mise sur le marché ou de rédiger des recommandations est payé en avantages ou en nature par le laboratoire fabriquant ou commercialisant le médicament. Ou lorsqu'un médecin conseille une vaccination ou un dépistage à ses malades pour remplir ses objectifs de santé publique et recevoir les 10 000 euros annuels de prime (ROSP) par l'état qui incite ainsi le médecin à suivre une recommandation discutable. Si l'intérêt de l'objectif de santé était scientifiquement évident, il n'y aurait pas besoin de corrompre le médecin.

Consentement à un essai clinique

Un essai clinique ne peut être mené sans information claire préalable de la personne sur laquelle est mené l'essai et sans qu'elle ait donné son consentement véritablement éclairé. Avant d'accepter ou de ne pas accepter de participer à un essai clinique, la personne doit être informée par le médecin qui dirige l'essai ou un médecin qui le représente : de l'objectif, de la méthodologie et de la durée de la recherche, des bénéfices attendus, des contraintes et des risques prévisibles, y compris en cas d'arrêt de la recherche avant son terme, *des éventuelles alternatives médicales*, des modalités de prise en charge médicale prévues en fin de recherche, si une telle prise en charge est nécessaire, en cas d'arrêt prématuré de la recherche, et en cas d'exclusion de la recherche.

Elle doit être informée de l'avis favorable du CPP (comité de protection des personnes et de l'autorisation de l'ANSM ; de son droit d'avoir communication, au cours ou à l'issue de la recherche, des informations concernant sa santé, qu'il détient ; le cas échéant, de l'interdiction de participer simultanément à une autre recherche ou la période d'exclusion prévue par le protocole et son inscription dans le fichier national ; de son droit de refuser de participer à une recherche ou de retirer son consentement à tout moment sans encourir aucune responsabilité ni aucun préjudice de ce fait. Les informations communiquées sont résumées dans un document écrit remis à la personne. Le consentement doit être donné par écrit après que le chercheur s'est assuré de la compréhension du texte parfois complexe ou/et ait fourni une traduction in extenso du document dans la langue du patient et réexpliquer si nécessaire en présence d'un traducteur officiel.

Critères d'évaluation d'un médicament lors d'un essai (appelés *end points*)

Éléments chiffrés sur lesquels on juge l'efficacité d'un traitement lors d'un essai. En cancérologie, on utilise la durée de survie globale (OS = *Overall Survival*), la durée de survie en rémission (DFS = *Disease Free Survival*), et la survie en première rémission complète (aucune rechute depuis la mise en rémission après le diagnostic dit Event free Survival EFS). Dans le cas d'un traitement préventif le seul critère d'évaluation est l'incidence (taux annuel de nouveaux cas. Si l'incidence diminue depuis le traitement se traitement est efficace. Si l'incidence est stable le traitement est inefficace. S l'incidence augmente le traitement est nocif.

Critères substitutifs

Critères d'évaluation remplaçant dans un essai un critère jugé trop long à obtenir. Ces critères substitutifs ont été introduits à la demande des firmes pharmaceutiques pour raccourcir la durée des essais et obtenir plus rapidement l'AMM. Certains critères substitutifs sont relativement fiables : ainsi la durée de survie en première rémission prédit habituellement bien le taux de guérison d'un cancer. D'autres le sont moins : ainsi la durée de stabilisation tumorale pompeusement étiquetée survie sans progression est peu représentative de la durée globale de survie ou du taux de guérison et les médicaments autorisés sur ce seul critère se révèlent trop souvent inutiles voire nuisibles, lorsqu'ils sont prescrit en usage courant.

Déclaration d'Helsinki
Document officiel de l'AMM réunissant des médecins du monde entier. La déclaration d'Helsinki de l'association médicale mondiale a été adoptée en 1964, et elle fut révisée plusieurs fois lors d'assemblées générales, la dernière connue en 2015 à Moscou. Elle définit les règles éthiques internationales qui s'appliquent à l'expérimentation sur l'être humain.

Effets secondaires ou effet indésirables
Conséquences indésirables d'un traitement survenant en plus de son effet voulu. Les effets indésirables dépendent des traitements reçus, de leur association avec d'autres traitements, des doses administrées, et de la façon dont le malade réagit.

EMA (European Medicines Agency)
Agence européenne du médicament chargée de donner les autorisations de mise sur le marché (AMM) valables dans toute l'union européenne et de la surveillance des médicaments. Trop liée à l'industrie pharmaceutique. N'a toujours pas publié de charte anticorruption, ni la liste de conflits d'intérêts de ses experts. Un de ses derniers présidents, à la fin de ses fonctions, a été immédiatement nommé président pour l'Europe d'un groupe pharmaceutique qu'il était censé contrôler.

Essai clinique
Un essai clinique est une recherche biomédicale organisée et pratiquée sur l'Homme en vue du développement des connaissances biologiques ou médicales. Il peut porter sur un traitement, mais aussi étudier la prévention, le dépistage, le diagnostic, ou la qualité de vie. Les règles éthiques qui régissent

ces essais sur l'homme, élaborées lors des procès de Nuremberg et depuis régulièrement actualisées par l'Association Médicale Mondiale sont résumées dans la déclaration d'Helsinki. Pour débuter, l'essai doit avoir obtenu un avis favorable du Comité de protection des personnes (C.P.P.) et une autorisation de l'Agence nationale de sécurité du médicament et des produits de santé (ANSM). Il doit être déclaré sur une base de données internationale, avant début des inclusions (clinicaltrials.gov par exemple).

Essai clinique de médicament

Un essai clinique de médicament a pour objectif, selon le cas, d'établir ou de vérifier certaines données pharmacocinétiques (modalités de l'absorption, de la distribution, du métabolisme et de l'excrétion du médicament), pharmacodynamiques (mécanisme d'action du médicament notamment) et thérapeutiques (efficacité et tolérance) d'un nouveau médicament ou d'une nouvelle façon d'utiliser un traitement connu. Qui peut participer à un essai clinique ? L'essai peut se faire chez le volontaire malade ou le volontaire sain. Pour chaque essai clinique, il existe des critères spécifiques d'inclusion des participants dans l'essai, en général basés sur l'âge, la maladie et les antécédents médicaux de la personne. Les critères d'inclusion ne sont pas destinés à rejeter une personne à titre personnel mais ils sont destinés à sélectionner les participants de façon appropriée afin de ne pas leur faire encourir de risques excessifs s'ils sont amenés à réaliser l'essai. Les malades sélectionnés dans un essai clinique ne représentent que rarement la population pour laquelle le traitement sera prescrit. Cette discordance explique en partie que beaucoup de bénéfices cliniques promis par les résultats d'un essai de médicament ne se retrouvent pas lors de l'utilisation réelle du traitement.

Essai de phase I
Essai clinique destiné à préciser la dose optimale d'une drogue entre efficacité et toxicité, déterminant ainsi l'index thérapeutique*. Le schéma classique de cette phase consiste à administrer des doses croissantes du produit étudié à de petits nombres de sujets en étant particulièrement attentifs à la toxicité. Un tel essai est éthiquement discutable puisque les malades qui s'y soumettent ont infiniment peu de chances d'en tirer un bénéfice et certains en meurent. Mais on ne sait pas s'en passer pour l'instant.

Essai de phase II
La phase II ou étude pilote consiste à déterminer la dose optimale du médicament et ses éventuels effets indésirables. Population éligible : malades (souvent moins de 500).

Essai de phase III
La phase III est l'étude comparative d'efficacité proprement dite. Elle compare le traitement soit à un placebo, soit à un traitement de référence. Les groupes sont de taille importante, souvent plusieurs milliers de participants. Il s'agit de programmes onéreux, dont le financement est le plus souvent assuré par la compagnie pharmaceutique qui désire commercialiser le nouveau médicament. Compte tenu des enjeux financiers, de nombreuses dérives éthiques ont été observées.

Essai de phase IV

La phase IV est le suivi à long terme d'un traitement après mise sur le marché. Elle doit permettre de dépister des effets secondaires rares ou des complications tardives et constitue la base de la pharmacovigilance. Cette phase est à la charge des laboratoires qui ne respectent pas toujours leur obligation pour ne pas nuire à la commercialisation de leur produit.

Etude pivot (*pivotal study*)

Étude de référence de phases 2 ou 3, soumis aux agences de régulation afin d'obtenir l'AMM*.

Etude prospective

Étude dans laquelle on a défini avant le début de l'essai la population qui sera étudiée avec les critères d'"inclusion et d'exclusion, les différents paramètres qui seront étudiés et les critères de sortie d'essai.

Etude rétrospective

Recherche de liens entre un état de santé présent et un événement antérieur. Elle repose sur l'exploitation de documents dont la fiabilité ne peut être garantie et expose à des biais de sélection.

EudraVigilance

Base de données de recueil des évènements indésirables des médicaments. L'Agence européenne des médicaments est responsable du développement, de la maintenance et de la coordination du système EudraVigilance, conçu pour la notification des effets indésirables. Les rapports transmis à

EudraVigilance comprennent les effets indésirables suspectés des médicaments signalés au cours des phases à la fois avant et après autorisation. Le système permet de détecter des signaux d'effets indésirables suspectés qui étaient inconnus auparavant, ainsi que de nouvelles informations sur des effets indésirables connus[402].

Examen prioritaire (*Priority Review*)
Créé en 1992, par le Prescription Drug User Act (PDUFA), a pour but de répondre à la demande d'AMM en 6 mois (au lieu des 10 mois de l'examen standard). L'octroi de l'examen prioritaire d'AMM par la FDA indique que l'agence considère que le médicament constitue une possible amélioration importante de la sécurité ou de l'efficacité d'un traitement susceptible de combler un vide thérapeutique.

FDA (*Food and Drug Administration*)
Agence américaine du médicament chargée de la sécurité sanitaire emploie un peu moins de 10000 personnes réparties sur

402. Données rassemblées dans EudraVigilance/ Module pré-autorisation : effets indésirables graves inattendus suspectés (SUSARs), notifiés par les promoteurs d'essais cliniques; données issues d'études cliniques interventionnelles. Module post-autorisation : effets indésirables graves suspectés; notification spontanée des professionnels de santé; études post-autorisation (non-interventionnelles) ; littérature scientifique du monde entier (spontanée, non-interventionnelle) ; transmission d'un agent infectieux par l'intermédiaire d'un produit médicinal. Le Comité des médicaments à usage humain (CHMP) de l'Agence européenne des médicaments et le groupe de travail Pharmacovigilance (PRAC) évaluent les signaux d'EudraVigilance et peuvent être amenés à recommander des mesures réglementaires. Obligations de notification définies dans la législation de l'UE, dans le règlement (CE) n° 726/2004, la directive 2001/83/CE telle que modifiée et la directive 2001/20/CE.

environ 170 villes. Jadis réputée la plus efficace du monde elle a été pervertie par le « *medicament act* » qui a introduit les salariés des laboratoires pharmaceutiques dans ses instances pour « accélérer les autorisations de mise sur le marché ». Depuis les catastrophes sanitaires se sont multipliées dont celle du Vioxx qui a causé plus de 150 000 victimes dont au moins 30 000 morts. Le Gardasil va certainement faire davantage de victimes.

HAS (Haute autorité de Santé)
La HAS est une autorité publique indépendante qui contribue à la régulation du système de santé par la qualité. Elle exerce ses missions dans les champs de l'évaluation des produits de santé, des pratiques professionnelles, de l'organisation des soins et de la santé publique. Elle est financée par l'état et sa direction nommée par le président de la République, ce qui rend caduque le terme d'indépendance. La HAS évalue d'un point de vue médical et économique les produits, actes, prestations et technologies de santé, en vue de leur admission au remboursement. Elle élabore des recommandations sur les stratégies de prise en charge. La HAS certifie les établissements de santé et accrédite les praticiens de certaines disciplines.

Immunothérapie
Traitement qui vise à stimuler les défenses de l'organisme contre les cellules cancéreuses.

INCa (Institut National du Cancer)
Créé en 2005 par le plan cancer de 2003, il s'agit d'un groupement d'intérêt public (GIP).

Incidence brute (Incidence observée)
Taux annuel de nouveau cas pour 100 000 femmes.

Incidence standardisée
Incidence observée ramenée à une population type. Lorsqu'on veut comparer différentes périodes pour un même pays, la population standard d'une année de ce pays peut être la référence.
Cependant, si l'on veut faire des comparaisons d'un pays à l'autre, il faut utiliser les incidences standardisées monde (ASR en anglais) qui ramène l'incidence à une population standard monde, afin de ne pas introduire de biais dû à la composition démographique de chaque pays.

Institut PUPPEM (« Pour Une Prescription Plus Efficiente des Médicaments »)
Interpelle les principales autorités de santé en charge de la pharmacovigilance et de l'évaluation du médicament.
Loi du 29 décembre 2011, dite de Xavier Bertrand relative au renforcement de la sécurité sanitaire du médicament et des produits de santé. Loi visant à instaurer la transparence dans les rapports entre les médecins, les fonctionnaires du ministère de la Santé et les entreprises du médicament après le scandale du médiator. Surnommée « *Sun Shine act* à la française » d'après le nom de son prédécesseur américain qui présente sur un site officiel tous les liens d'intérêts avec Big Pharma des personnes concernées. Les associations anti-corruption dénoncent les décrets d'applications promulgués par le ministère de la santé suivant, qui ont vidé cette loi de toute efficacité en multipliant les obstacles à l'utilisation facile du site et en exonérant de

déclaration les contrats dits commerciaux, affirmant ainsi que le secret des affaires prime sur la sécurité sanitaire des Français. Vous touchez 30 euros pour un repas, vous le déclarez, mais pas le contrat de 400 000 euros signé lors du déjeuner pour coopération avec le labo considéré comme couvert par le secret des affaires.

Mains propres sur la santé
Une initiative de Michèle Rivasi (députée européenne EELV), Irène Frachon, Philippe Even, l'association Anticor et le Formindep lancé en janvier 2015 et dénonçant la surconsommation de médicaments et les prix prohibitifs pratiqués, fruit des multiples conflits d'intérêts qui caractérisent le circuit du médicament en France, mais aussi du refus de l'État de lutter contre la stratégie d'influence des laboratoires, notamment auprès des professionnels de santé.

Maladies auto-immunes
Les maladies auto-immunes résultent d'un dysfonctionnement du système immunitaire conduisant ce dernier à s'attaquer aux constituants normaux de l'organisme. La sclérose en plaques, la polyarthrite rhumatoïde, le lupus érythémateux disséminé ou le diabète type 1 en sont les exemples les plus connus. Dans les pays industrialisés, le nombre de maladies auto-immunes et le nombre de malades qui en souffrent n'ont cessé de croître depuis les années 1970 sans qu'on en connaisse les causes. Le nombre croissant de vaccins administrés, réalisant autant de stimulations brutales du système immunitaire, parait susceptible d'expliquer au moins une partie de cet accroissement des maladies auto-immunes et des allergies.

Méta-analyse ou macroanalyse

Revue de tous les articles scientifiques publiés sur un sujet pour sélectionner les plus pertinents et les analyser statistiquement afin d'en déterminer les conclusions les plus vraisemblables. Selon la sélection des articles, les conclusions peuvent être différentes, ce qui explique que cette méthode théoriquement juste soit parfois dévoyée et utilisée comme outil de propagande pseudo scientifique.

Mortalité brute (mortalité observée)

Nombre annuel de morts pour 100 000 personnes.

Mortalité globale

Correspond au nombre de décès observé dans un groupe de sujets quel qu'en soit la cause. La mortalité globale devrait constituer le critère comparatif principal lorsqu'on veut juger de l'utilité d'une action de dépistage d'un cancer (ou de l'utilité réelle d'un traitement), car elle comptabilise non seulement l'effet principal désiré du dépistage (ou du médicament), mais aussi ses effets secondaires éventuellement néfastes.

Mortalité spécifique

Correspond au nombre de décès causés par le cancer étudié. Critère privilégié des promoteurs d'un dépistage ou d'un traitement, car il ne comptabilise que les effets souhaités sur la maladie étudiée et ignore les effets secondaires néfastes qui peuvent rendre globalement l'action plus néfaste qu'utile.

Mortalité standardisée

Mortalité observée ramenée à une population type. Lorsqu'on veut comparer différentes périodes pour un même pays, la population standard d'une année de ce pays peut être la référence. Cependant si l'on veut faire des comparaisons d'un pays à l'autre, il faut utiliser les incidences standardisées monde (ASR en anglais) qui ramène l'incidence à une population standard monde, afin de ne pas introduire de biais dû à la composition démographique de chaque pays.

Multifactoriel

Sous la dépendance de plusieurs facteurs. L'origine d'un cancer est presque toujours multifactorielle ce qui rend l'estimation de la responsabilité particulière de chaque facteur difficile. L'analyse statistique multifactorielle vise à quantifier le rôle précis de chacun des facteurs.

Néoplasie intraépithéliale de grade 1

Anomalie cytologique observée au microscope et qui traduit une infection HPV évolutive et pas un état précancéreux. Il est recommandé de ne pas traiter ces anomalies.

Néoplasie intraépithéliale de grade 2

Anomalie cytologique observée au microscope qui incite au traitement, mais qui ne constitue pas un substitut valable de cancer, car plus de 40 % de ces lésions peuvent disparaître spontanément. Chez certaines jeunes femmes, il est préférable de ne pas traiter et de se contenter d'une surveillance.

Néoplasie intraépithéliale de grade 3
Anomalie cytologique observée au microscope qui a une plus faible chance de régression spontanée et un risque réel de précéder un cancer invasif.

Nordcan Association
Des registres des cancers des pays nordiques qui mettent à disposition les données statistiques des pays adhérents (dont la Norvège, Suède, Finlande, Danemark, Groenland.). Excellente qualité de recueil des données et très bonne présentation permettant des analyses par périodes, groupe d'âge, région, de l'incidence, de la mortalité. Un modèle !

OMS (Organisation Mondiale de la Santé)
Constituée le 7 avril 1948, cette agence des Nations Unies coordonne l'action sanitaire internationale en favorisant la collaboration, des différents acteurs de la santé. Elle emploie plus de 7000 personnes de plus de 150 nationalités dans 150 bureaux de pays, zones, territoires ou bureaux régionaux et au siège situé à Genève. Certains de ses avis et alertes (alerte de pandémie de la grippe H1N1 et plaidoyer pour certains vaccins) ont fait ou font l'objet de critiques, car manifestement influencés par les liens d'intérêts non publiés de ses experts.

Oncogène
Gène qui favorise la survenue de cancers.

Organisation Cochrane
Organisation internationale sans but lucratif qui tente d'établir l'état de la science en réalisant des macroanalyses sur l'effet

des traitements et des actions de santé publique. A été une des premières voix à dénoncer les risques du dépistage organisé du cancer du sein. Un de ses leaders historiques, le Pr Goetsche vient d'en être exclu, car il avait dénoncé une publication biaisée du Gardasil publié juste après que la fondation Bill Gates avait eu pris le contrôle de l'organisation Cochrane pour la museler.

Pan Canadian Oncologic Drug Review (pCODR)
Organisme canadien chargé d'évaluer de rapport efficacité/coût (cost/ effectiveness) des nouveaux médicaments, pour déterminer si leur effet justifie leur coût et proposer alors leur remboursement.

Placebo
« Faux » traitement administré aux patients du groupe « témoin » d'un essai randomisé afin d'éliminer l'effet psychologique lié à la prise de médicament. La déclaration d'Helsinki restreint l'utilisation du placebo en ces termes :

> « Les bénéfices, les risques, les inconvénients, ainsi que l'efficacité d'une nouvelle intervention doivent être testés et comparés à ceux des meilleures interventions avérées, sauf dans les circonstances suivantes : lorsqu'il n'existe pas d'intervention avérée, l'utilisation de placebo, ou la non-intervention, est acceptable ; ou lorsque pour des raisons de méthodologie incontournables et scientifiquement fondées l'utilisation de toute intervention moins efficace que la meilleure éprouvée, l'utilisation d'un placebo, ou la non-intervention, est nécessaire afin de déterminer l'efficacité ou la sécurité d'une inter-

vention, et lorsque les patients recevant une intervention moins efficace que la meilleure éprouvée, un placebo, ou une non-intervention, ne courent pas de risques supplémentaires de préjudices graves ou irréversibles du fait de n'avoir pas reçu la meilleure intervention éprouvée. Le plus grand soin doit être apporté afin d'éviter tout abus de cette option. »

Prévalence
Nombre de cas d'une maladie active ou guérie dans une population pour 100 000 individus à un moment donné, englobant aussi bien les cas nouveaux que les cas anciens. Lorsque la durée de survie et/ou le taux de guérison d'un cancer sont élevés, la prévalence (qui augmente avec l'incidence la durée de survie et le taux de guérison) augmente.

Randomisation
Terme signifiant tirage au sort utilisé pour cacher aux patients d'un essai que leur traitement est déterminé par tirage au sort. La randomisation est nécessaire pour constituer des groupes comparables de patients.

Risque alpha
Dans un essai, risque d'attribuer à tort au traitement étudié une différence due au seul hasard. Il peut être estimé par le calcul de probabilités et dépend du nombre de malades de l'essai et du taux de guérison moyen. Il est habituellement fixé à 5 %, c'est-à-dire que l'examinateur accepte de se tromper une fois sur vingt en déclarant actif un traitement qui ne l'est pas.

Risque béta

Dans un essai, risque de prendre une différence due au traitement étudié pour le seul effet du hasard. Il peut être estimé par le calcul de probabilités et dépend du nombre de malades de l'essai et du risque alpha choisi. Plus le nombre de malades étudiés est élevé et moins il y a de risque de méconnaitre un effet. Lorsque le risque béta est faible, on dit que l'étude est puissante.

SMR (service médical rendu) et ASMR (amélioration du service médical rendu)

Critère utilisé en santé publique pour classer les médicaments ou dispositifs médicaux en fonction de leur utilité d'un point de vue thérapeutique ou diagnostique.

L'**ASMR** désigne l'apport d'un nouveau traitement par rapport aux traitements déjà disponibles. En France, depuis 2004, l'assurance maladie est censée rembourser les médicaments ayant obtenu une autorisation de mise sur le marché en proportion de leur SMR tel qu'il est évalué par la Commission de la Transparence de la Haute Autorité de santé. Celle-ci classe les médicaments selon quatre niveaux en fonction de leur SMR d' « insuffisant » à « majeur ». De même, l'ASMR pour un nouveau médicament est cotée de I, « majeure », à IV, « mineure ». Une amélioration de niveau V (équivalent à « pas d'ASMR ») signifie « absence de progrès thérapeutique ».

Les quatre niveaux de SMR sont les suivants, les trois premiers seulement donnant lieu à un avis favorable à l'inscription sur la liste des médicaments remboursables classiques. Malheureusement trop de médicaments dits innovants de ASMR IV sont inscrits sur la liste en sus à des prix exorbitants et remboursés à 100 %. Même les cancérologues français commencent à s'en inquiéter, mais il faut rappeler que c'est la ministre qui signe l'accord de remboursement au prix proposé par l'industrie. Rien ne l'y oblige.

Stade
Degré d'extension d'un cancer. Le stade du cancer est spécifié selon la classification TNM qui prend en compte la taille de la tumeur T et la présence ou non de cellules cancéreuses dans les ganglions N et dans d'autres parties du corps M. Ce stade détermine le pronostic et en partie le traitement.

Taux standardisé européen (TSE ou ESR en anglais)
Incidence observée ramenée à une population européenne type. Si l'on veut faire des comparaisons d'un pays européen à l'autre, il faut utiliser les incidences standardisées européennes afin de ne pas introduire de biais dû à la composition démographique de chaque pays.

Taux standardisé mondial (TSM ou AWSR en anglais)
Incidence observée ramenée à une population mondiale de référence. Si l'on veut faire des comparaisons d'un pays du monde à l'autre, il faut utiliser les incidences standardisées monde afin de ne pas introduire de biais dû à la composition démographique de chaque pays.

www.ingramcontent.com/pod-product-compliance
Lightning Source LLC
LaVergne TN
LVHW050648051026
849532LV00002B/564
9791030204841